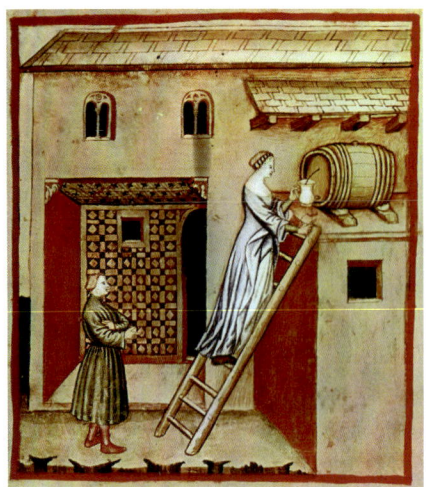

口絵1　樽から酢を充填する女性（→8ページ）

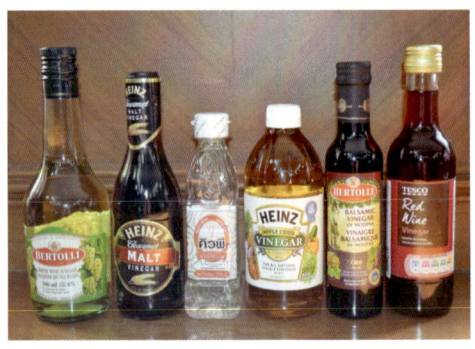

口絵2　タイの店頭でみられる醸造酢・蒸留酢（→18ページ）

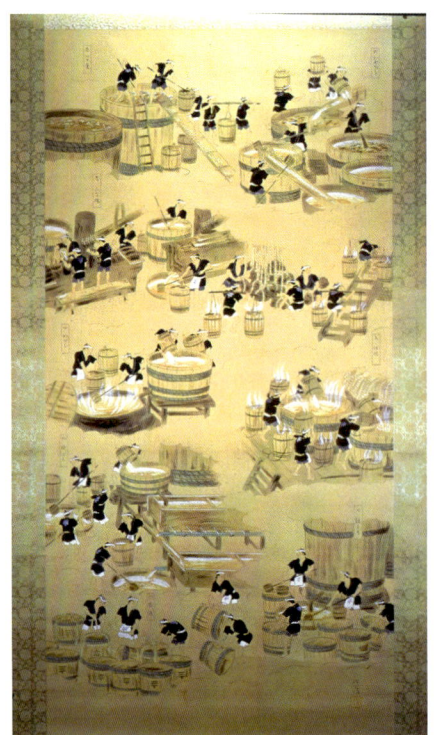

口絵3　江戸時代の酢造り（(株)ミツカングループ本社提供，→37ページ）

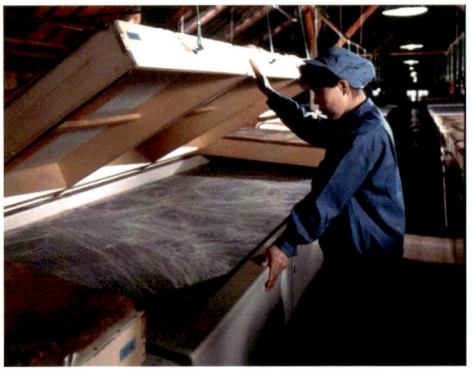

口絵4　発酵桶（(株)ミツカングループ本社提供，→117ページ）

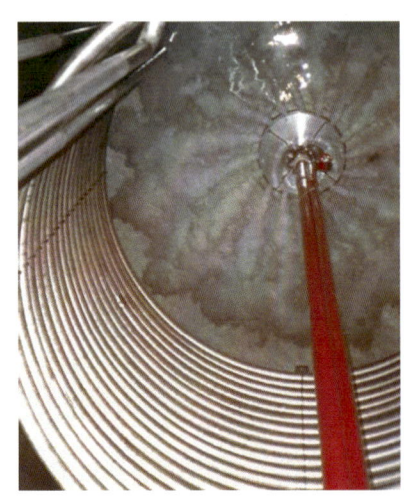

口絵5　アセテーター内部の様子（Frings社製品カタログ，→120ページ）

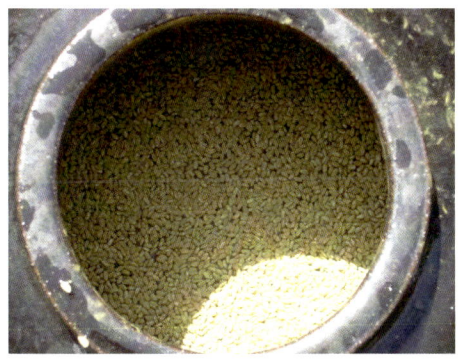
口絵6 振り麴（坂元醸造（株）提供，→113ページ）

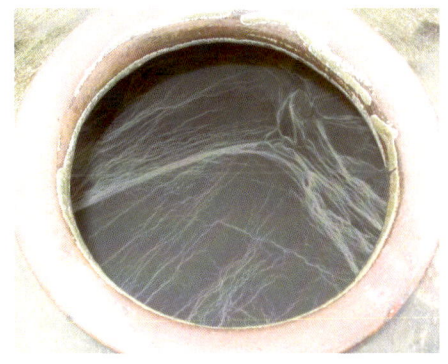
口絵7 壺酢発酵（坂元醸造（株）提供，→113ページ）

S株　　　　　　　　　　　R株

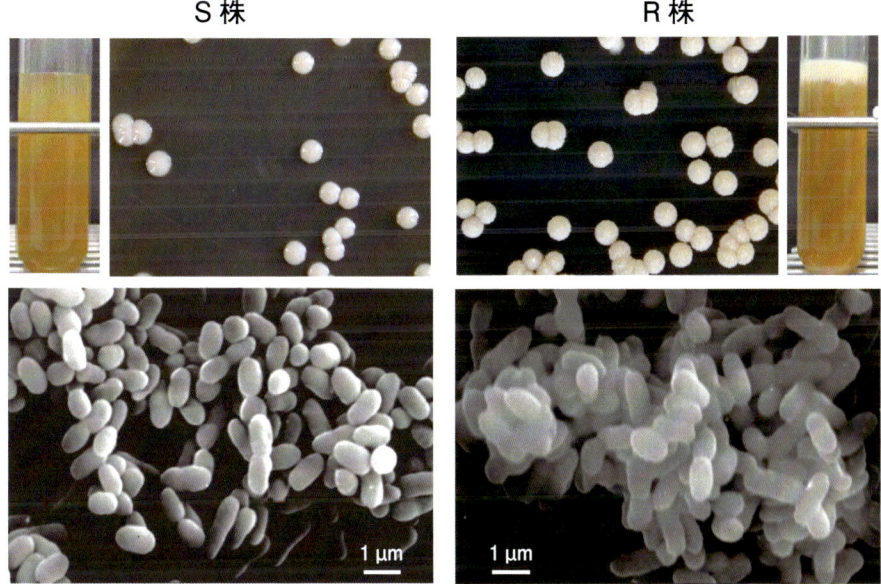

口絵8　形態の異なる2種類の酢酸菌（*Acetobacter tropicalis* SKU1100）
静置培養で菌膜を形成するR株は，粗面なコロニー形態を有する．一方，菌膜を形成しないS株は，震盪培養でのみ生育でき，滑面なコロニー形態を有する．R株は電子顕微鏡下で菌体表面に菌膜ヘテロ多糖を生成しているが，S株では生成はみられない．
(A. Deeraksa *et al.*, 2005, *Microbiology*, **151**, 4111-4120)

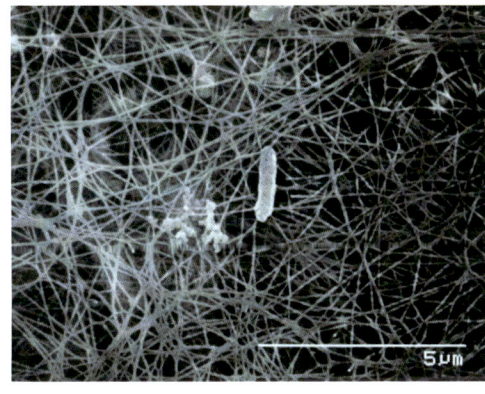

口絵9　酢酸菌と酢酸菌セルロースの微細網目構造（→173ページ）

食物と健康の科学シリーズ

酢の機能と科学

酢酸菌研究会 [編]

朝倉書店

執 筆 者

＊外 内 尚 人	味の素株式会社バイオ・ファイン研究所
松 下 一 信	山口大学農学部教授
Paolo Giudici	University of Modena and Reggio Emilia, Italy
Lisa Solieri	University of Modena and Reggio Emilia, Italy
Stefano Mazza	University of Modena and Reggio Emilia, Italy
Gunjana Theeragool	Kasetsart University, Thailand
室 岡 義 勝	大阪大学名誉教授
長 町 雅 美	全国食酢協会中央会専務理事
多 山 賢 二	前 鈴峯女子短期大学食物栄養学科教授
柳 田 藤 治	東京農業大学名誉教授
西 祐 二	株式会社ミツカン
石 川 森 夫	東京農業大学応用生物科学部准教授
藥 師 寿 治	山口大学農学部准教授
東 慶 直	近畿大学生物理工学部准教授
貝 沼 章 子	東京農業大学応用生物科学部教授
星 野 達 雄	玉川大学学術研究所教授
外 山 博 英	琉球大学農学部教授
足 立 収 生	山口大学名誉教授
加 納 健 司	京都大学大学院農学研究科教授

(執筆順, ＊編集幹事代表)

は じ め に

　本書は，朝倉書店の「食物と健康の科学」シリーズの一冊として，食酢について人文科学・社会科学・食品化学・醸造学・微生物学・分子生物学など，多角的な側面から解説したものである．農学・食品・栄養系の学生や食品に関心を持つ人を想定し，読者に食酢についての総合的な知見を提供することを目的としている．

　酢は酒から造られる．したがって，酒と同様古来より世界中に存在して使用されているグローバルな製品であり，しかし同時に，地域の歴史や食文化と大きくかかわりを持つ地域特性の強い製品である．例えば日本や東アジアでは，米から酒を造るため，酢も米を原料に製造する．欧米では，ブドウや麦から酢を製造する．使用法についても，最も重要な用途の1つはもちろん調味料であるが，調味料としての機能だけでなく，殺菌作用を利用した保存料・消毒剤や防腐剤としても利用され，さらに止血剤や大砲の研磨剤など，食品を飛び出した用途もある．したがって酢を正しく理解するためには，歴史・地域の文化から生理・栄養まで幅広い情報が必要である．また，酒から酢を造る過程は，酢酸菌という微生物が関与する発酵生産である．したがって酢を語るには，生化学や微生物学の観点も非常に重要である．

　本書の前身に当たる『酢の科学』が出版されたのは1990年である．それ以来すでに20年以上の年月が経過しており，本書『酢の機能と科学』は，その後継版として内容を大幅に充実・改定して作成された．この間に世界は大きく変貌したが，特筆すべきは，バイオ技術の進展と情報化の進展である．酢酸菌に関する知見・技術は，20年前からは想像もつかないほど大きく進展しており，本書において酢酸菌を扱う第4章については，ほぼ全面的な改訂となった．また，今回，アジアや欧州における酢の食文化は，現地の専門家から寄稿を頂いた．海外の先生と容易に迅速にやり取りができるのも，この20年間の社会の変化のおかげである．特に，バルサミコ酢は日本でもポピュラーになっているが，イタリアのエ

ミリア地方で伝統的に生産されている本場の「伝統的バルサミコ酢」は，日本のスーパーマーケットで安価に売られているものとは，風味や使用法について非常に異なるものである．地元の専門家の誇りと熱い想いが少しでも伝われば幸甚である．

　本書の編集は酢酸菌研究会が行った．この研究会は2009年に設立され，国内はもちろん，アジアや欧米なども含めた酢酸菌研究者の国際的ネットワークを築いている．日本の酢酸菌研究は，世界でもトップのレベルにあると自負している．本書の編集には，7名（松下一信，外山博英，貝沼章子，中野繁（(株)ミツカングループ本社），星野達雄，藥師寿治，外内尚人）が幹事としてかかわった．

　我々が酢酸菌の研究を始めたころには，本書の前身『酢の科学』を常に手元に置いて隅から隅まで熟読し，さらに参考文献を引いて知識や技術を拡げていったことが今でも鮮明に思い出される．本書が，前書と同様に学生や一般の方々に有用なものになれば，編集幹事一同の存外の喜びである．

　最後に，本書のために貴重な時間を割いてご執筆頂いた先生各位と，出版までに一方ならぬご協力を頂いた朝倉書店編集部に心から感謝申し上げます．

2012年10月

編集幹事代表　外内尚人

目　　次

1. 酢の人文学・社会学 ……………………………………………………………… 1
   1.1 酢 と は ……………………………………………〔外内尚人・松下一信〕… 1
   1.2 世界の酢の歴史と文化 ……………………………………………………… 3
      1.2.1 ヨーロッパの酢・〔P. Giudici, L. Solieri, S. Mazza・訳：外内尚人〕… 3
      1.2.2 アジアの酢 ……………………………〔G. Theeragool・訳：外内尚人〕… 15
      1.2.3 中 国 の 酢 …………………………………………………〔室岡義勝〕… 21
   1.3 日本の酢の歴史と食文化 …………………………………………〔外内尚人〕… 30
      1.3.1 日本の酢の歴史 …………………………………………………………… 30
      1.3.2 日本の酢と食文化 ………………………………………………………… 31
      1.3.3 すし文化と酢 ……………………………………………………………… 36
   1.4 食酢の社会学 ……………………………………………………〔長町雅美〕… 39
      1.4.1 国内生産の動向 …………………………………………………………… 40
      1.4.2 生産構造と市場規模 ……………………………………………………… 42
      1.4.3 輸出入の動向 ……………………………………………………………… 43
      1.4.4 消 費 動 向 ………………………………………………………………… 44
      1.4.5 今後の展望 ………………………………………………………………… 45

2. 酢 の 食 品 学 ………………………………………………………〔多山賢二〕… 46
   2.1 香気成分・呈味成分・着色成分 …………………………………………… 46
      2.1.1 香 気 成 分 ………………………………………………………………… 46
      2.1.2 呈 味 成 分 ………………………………………………………………… 50
      2.1.3 着 色 成 分 ………………………………………………………………… 53
   2.2 栄養学・生理機能 …………………………………………………………… 53

2.2.1　科学的検証レベルを見分けるポイント……………………53
　2.2.2　摂取された酢酸の代謝……………………………………54
　2.2.3　脂質異常症の予防…………………………………………55
　2.2.4　糖尿病の予防………………………………………………57
　2.2.5　高血圧の予防………………………………………………60
　2.2.6　肥満の予防…………………………………………………66
　2.2.7　骨粗しょう症の予防（ミネラル吸収促進）………………68
　2.2.8　グリコーゲン再補充促進（疲労回復促進）………………70
　2.2.9　胃粘膜保護…………………………………………………72
　2.2.10　その他の機能性……………………………………………73
　2.2.11　食酢の安全性および摂取上での注意点…………………75
　2.2.12　食酢（酢酸）の生理機能のまとめ………………………77
　2.2.13　今後検証が期待される健康機能…………………………78
 2.3　調　理　学……………………………………………………80
　2.3.1　調理場面での食酢の用途…………………………………80
　2.3.2　美味しい酸っぱさの付与…………………………………83
　2.3.3　食酢の酸味の緩和…………………………………………84
　2.3.4　調理上での注意点…………………………………………85
 2.4　酢を利用した食品……………………………………………86
　2.4.1　加工酢・調味酢……………………………………………86
　2.4.2　ドレッシング・マヨネーズ………………………………87
　2.4.3　飲　料　用　酢……………………………………………88
　2.4.4　そ　の　他…………………………………………………89

3. 酢の醸造学……………………………………………………92
 3.1　酢製造の一般技術……………………………………〔外内尚人〕…92
　3.1.1　酢製造法の原理……………………………………………92
 3.2　原料と前処理…………………………………〔柳田藤治・外内尚人〕…96
　3.2.1　原　　　料…………………………………………………96
　3.2.2　原　料　処　理……………………………………………98

- 3.3 古典的な醸造方法 …………………………………………………… 106
- 3.4 近代的な醸造方法 ………………………………………〔西　祐二〕… 115
  - 3.4.1 表面発酵法 ……………………………………………………… 116
  - 3.4.2 深部発酵法 ……………………………………………………… 118
  - 3.4.3 固定化発酵法 …………………………………………………… 123
- 3.5 食酢の容器 ………………………………………………〔長町雅美〕… 125
  - 3.5.1 仕向け先と容器の種類 ………………………………………… 125
  - 3.5.2 容器のリサイクルなど ………………………………………… 125
- 3.6 食酢の表示および規格 …………………………………………… 126
  - 3.6.1 表示（公正競争規約，品質表示基準）………………………… 126
  - 3.6.2 JAS 規格 ………………………………………………………… 126

4. 酢の微生物学 — 酢酸菌 — …………………………………………… 130
- 4.1 生態・分類 ………………………………………………〔石川森夫〕… 130
  - 4.1.1 酢酸菌分類の歴史的変遷と分子系統 ………………………… 130
  - 4.1.2 酢酸菌の生理・生化学的性状 ………………………………… 134
  - 4.1.3 酢酸菌の生態 …………………………………………………… 135
  - 4.1.4 今後の酢酸菌分類 ……………………………………………… 136
- 4.2 生理・生化学 ………………………………〔松下一信・薬師寿治〕… 136
  - 4.2.1 酸化発酵の原理 ………………………………………………… 136
  - 4.2.2 酸化発酵に関与する酵素群 …………………………………… 139
  - 4.2.3 酢酸菌の生理学的特性 ………………………………………… 147
- 4.3 分子生物学 ………………………………………………………… 150
  - 4.3.1 遺伝子・ゲノムの構造 …………………………〔東　慶直〕… 150
  - 4.3.2 バイオテクノロジー …………………………〔貝沼章子〕… 158
- 4.4 食酢製造以外への利用例 ………………………………………… 163
  - 4.4.1 アスコルビン酸製造 …………………………〔星野達雄〕… 163
  - 4.4.2 ケトグルコン酸・酒石酸製造 ………………〔外山博英〕… 167
  - 4.4.3 セルロース合成 ………………………………〔外内尚人〕… 171
  - 4.4.4 新規酸化発酵系の開発 ………………………〔足立収生〕… 175

4.4.5　バイオセンサとバイオ電池……………………………〔加納健司〕…180

索　　　引……………………………………………………………………185

1 酢の人文学・社会学

◆ 1.1 酢 と は ◆

　酢は,酸味の調味料として代表的なものである.ヒトが感じる味は,「甘い」「辛い」「おいしい」「変な味」など,無限に存在するが,基本味と呼ばれるのは「甘味・塩味・酸味・苦味・うま味」の5種類である.舌の上には味蕾と呼ばれる器官が多数存在しており,その表面にはそれぞれの基本味に対応する受容体がある.食物を口に入れると,その成分が唾液に溶け出して受容体に結合し,そのシグナルが脳に伝達されて「味を感じる」ことができる.そもそも味とは,太古より,動物が(ヒトも含めて)食事をする際に,そのものが食物かどうか(食べるに適したものか否か)を判断するシグナルであると考えられている.

　表1.1に示すが,各基本味には,それぞれの味が示すシグナルがある.例えば,甘味はエネルギー源のシグナルである.甘い食物にはエネルギー源がある(カロリーがある)という意味である.また,糖は,果実などに含まれる他,炭水化物の分解によっても生成する.炭水化物を食べると,口内で唾液によって分解されて糖の甘味を呈する.一方,塩味はミネラルのシグナルである.ヒトの体液は

表 1.1　基本味の示すシグナル

	味のシグナル	呈味物質の例
甘味	エネルギー源	砂糖など糖類
塩味	ミネラル	塩
うま味	タンパク質源	グルタミン酸,核酸
酸味	未熟・腐敗(注意)	酢酸・乳酸クエン酸などの有機酸
苦味	毒物(警告)	カフェインなどアルカロイド

0.9％の食塩であり，これが汗や尿によって排出されるため，食べ物などにより口から補充する必要がある．さらに，うま味はタンパク質のシグナルである．うま味は海外では理解されにくく，比較的最近まで基本味と認められていなかった．ただし，日本ではうま味は「だしの味」であり，我々には非常になじみに深い味である．うま味の代表物質としてグルタミン酸があげられるが，グルタミン酸は最も多く含まれるアミノ酸である．炭水化物が口中で分解されるのに対し，タンパク質は胃中で分解されるため，胃には口と同様にグルタミン酸の受容体があり，うま味（グルタミン酸）の存在を感知している．以上のように，甘味，塩味，うま味の3種の味は，生命の維持に必要な物質を摂取するためのシグナルであるといえる．

一方，酸味については，やや異なる機能がある．自然界で酸味を呈する食物といえば，未熟な果実や腐敗したものがあげられる．したがって，酸味は「注意喚起」のシグナルであるといえる．なお，苦味についても同様であり，毒の物質であるかもしれないという，「警告」のシグナルである．つまりこれらの味は，この場合，必要な物質を接種するという肯定的なものではなく，むしろ有害なものを摂取してはいけないという否定的なシグナルであるといえる．

ただし，我々はこれらの味を「おいしく」食べている．酸味についていえば，寿司をはじめ，酢豚，南蛮漬け，ナマス，など多くの料理がある．酸味の食べ物を許容するだけでなく，我々は酸味を意識的に使うことも多い．例えば，酸味は食欲を刺激し唾液の分泌を促す．また，酸味の強い刺激は緊張を緩和し，ストレスを和らげる作用を持つといわれる．酸味は，情緒的，文化的な味と呼ぶこともできる．これらは，経験をもとにした文化的な食習慣であり，快適な生活を営むための味ということもできる．

人が自然界ではじめて感じた酸味は，おそらく果実であろう．現在でも，果実の絞り汁は酸味料として用いられている．レモン，ライム，ユズ，スダチ，カボス，ウメなどがあげられるが，特に，熱帯地方では，豊富な柑橘類が酸味料として使われている．インドではタマリンド，ライム，フィリピンではカラマンシー，タイではマナオ，などが代表例としてあげられる．

日本でもスダチやユズをはじめとして多くの柑橘類が酸味料として使われているが，特筆すべきものとして梅酢がある．梅酢は，梅干を漬けるときに上がって

くる液体であり，強い酸味と塩味がある．梅という言葉は『日本書紀』や『古事記』には登場せず，『懐風藻』の葛野王(かどのおおきみ)の詩が初めてといわれている．ほぼ同時代の『万葉集』には，しばしば登場する．表記は「宇米」「有米」とあり，当時から「ウメ」と呼ばれていた．万葉集での梅の記載は多くは花についてのものである．しかし，ウメの実は「梅子(ばいし)」として，奈良時代の生活記録などには現れる．宝亀2年（771年）の「奉写一切経所告朔解」には「十五文梅子伍升直／升別三文」（梅の実5升の価格15文／1升当たり3文）とあり，梅の実が流通していたことがわかる．

味加減全体を意味する「あんばい」は，塩味と酸味の意味に使われた「塩梅」からきているといわれている．ウメの実を塩漬けすることがいつから始まったのかははっきりしないが，平安時代の村上天皇（946-947在位）が風邪を引いたとき，梅干と昆布入りの茶を飲んで癒ったという伝説があるので，古くから用いられていたと考えられる．梅干は当初は梅の実を保存するために塩漬けにされたと考えられるが，同時に，長期保存することにより青梅の実の種に含まれる青酸配糖体アミグダリンの分解が促進される．

一方，酢は，自然に存在しているものではなく，酒から造られる．ヒトの手をかけて造られた最古の調味料ということができる．酢は世界各地で種々の原料から生産されているが，いずれも酒を用いて生産されてきた．したがって，酒と同様に各地の文化を形成する役割を果たしてきた．酢の原料・保存する食物は土地や気候によって異なり，それによってそれぞれの食文化・歴史が形成されている．日本についていえば，寿司が代表的であり，現在では世界に受け容れられているが，寿司は本来は魚の保存を目的として米とともに保存したものであり，現在のように酢飯に生魚を乗せて食べるというものではなかった．時代ともに文化が変遷していった好例であろう．　　　　　　　　　　　　　　〔外内尚人・松下一信〕

❦　1.2　世界の酢の歴史と文化　❦

1.2.1　ヨーロッパの酢

a.　ヨーロッパ以前：小アジアなどでの考古学的発見（BC 6000〜BC 400）

先史時代以来，酢造りは，農家やワイン醸造者によって世界各地で広く知られていたと考えられている．英語のvinegarはフランス語のvinaigreがもとになっ

ているが，この言葉はワイン（vin）と酸っぱい（aigre）の合成語である．酢は，世界中どこでも酒の一種あるいは酒の熟したものと考えられていた．しかしながら，意識的・自発的な酢の生産がどのように始まったのかはわからない．酢の生産は，農業が始まって，果汁，穀物，野菜などからのアルコール発酵の発見される時期に，これらの活動と一緒に発生した各地域の伝統なのである．

　農業，醸造，発酵と長期保存方法など，ブドウ栽培の重大な技術革新に必要な前提条件は，先史時代の新石器時代には整ってきていた．

　多くの証拠から，世界最古のワイン生産地はペルシアであったことが明らかになっている．ペルシアは現在のイランや周辺地域を含む広大な地域であったが，イラン北部ザグロス山脈には新石器時代の村があり，そこからは多くの壺や花瓶が出土されている．紀元前 6000 年頃のこれらの壺の破片には，独特の赤みを帯びた黄色のコーティングがされていた．ペンシルバニア大学博物館のチームは，赤外分光法，液体クロマトグラフィーと化学的試験を行い，コーティングには酒石酸カルシウムが含まれていることを発見した．この物質は，ブドウにのみ大量に含まれているものである．つまり，これらの器は，ワインや酢の類を造ったり保存するために用いられていたと考えられる．想像であるが，古代のワイン製法（圧搾法）では，様々な雑菌が存在するため急速に発酵が進み，アルコール醸造だけでなく酸化も進んだと推定される．人類初期の農民にとっては，酢酸発酵，つまり酢造りは，望ましいことではなかったかもしれないが，よく知られていた現象だったはずである．この証拠として，初期のワイン生産においては，ワインの酸化を防止するため，発酵調節するために粘土を加えていた．発掘された古代の水差しに残っている残渣をさらに分析すると，天然の防腐剤であるテレビンノキ（Pistacia terebinthus）という植物の樹脂が発見された．テレビンノキの樹脂は，ワインが酢に変換するのを防止する当時としては新しい保存料である．ただし，この樹脂が発酵を制御するため意図的に使われたのか，または単に風味と味を追加する成分として使用されたかどうかは，現在のところまだ不明である．

　古代の文明のなかで，最初に真の酢を発見し使用したのはおそらくエジプトであろう．エジプト文明の発生期にはすでに，大麦，小麦やキビからビールが醸造されていた．1988 年に，紀元前 3150 年頃のエジプトの最初の王の 1 人（おそらくスコルピオン I 世）の墓が，ナイル川の中流アビドスで発掘され，ワインの入っ

1.2 世界の酢の歴史と文化

ていた壺が数百回収された．保存されたブドウも発見され，47の瓶には，ブドウの種が発見されたが，それは栽培種であるビニフェラ種と形態学的に類似していた．紀元前3000年，ワインは確かにエジプトで知られていた．そしてエジプト人は，ワインの特性を知っており，一度開封すると，すぐに酢になることも知っていた．なお，酢は古代エジプト語でHmD（発音はヘメディ）であることが解明されている．

メソポタミアは，酢造りが発達したもう1つの重要な中心地である．その食品の歴史は，シュメール-アッカド2ヶ国語の単語表など，楔形文字で書かれた記録考古学的遺産から知ることができる．そこには，ある種の発酵プロセスが記述されている．例えば，ビールはシュメールで一般的に飲まれていたが，一方，ワインは北部メソポタミアに知られており，しかもそれはより後期の時代と思われる．紀元前5000年のバビロニアでは，ワインや酢の原料としては主にデーツ（ナツメヤシ）の果実が使用されており，イチジクやブドウはあまり一般的でなかった．バビロニア人は，意図的に，食品を漬けて保存するために酢を使用していた．

さらに，はるか北のアナトリアでは，トロイの王女ヘレネは，リラックスのために酢を水に混ぜて入浴したという伝説がある．伝説の真偽はわからないが，トロイ戦争が起きたとされる紀元前1200年頃までには，酢が古代地中海文明において広く知られて使用されていた事実がわかる．

b. 鉛糖：古代社会への酢の広がり（BC 400～AD 600）

古代ギリシャ時代と古代ローマ時代には，ヨーロッパで酢造りが発達した．古代ギリシャにおいては，現代医学の父として知られるコスの有名な医師ヒポクラテス（BC 460～BC 377）が，人間の栄養について初めて科学的見地から研究を行った．彼は自身の理論に基づき，一般的な風邪や咳などほとんどの疾患に対する主な治療薬として酢を処方していた．

紀元前3世紀には，ギリシャ，エレッソスの哲学者テオフラストス（BC 370～BC 285）は，酢が金属と反応して鉛白（炭酸鉛）や緑青（酢酸銅を含む緑色の銅塩混合物）など，有用な顔料を生成することを記録している．紀元前4世紀にクセノフォンにより書かれた『アナバシス（*Anabasis*）』には，ペルシア人がヤシの木からワインと酢を得ていたことが書かれている．

ギリシャ世界において，酢を用いた最も有名なレシピとして，スパルタの黒スー

プがあげられる．古代ギリシャ語で Melas Zoomós と呼ばれたこの料理は，酢，豚肉，塩と血液から造られた黒いスープであり，あまり魅力的とはいえないものだが，逆に，贅沢を排除したスパルタらしい料理ともいえる．

ギリシャの作家プルタルコスは，その著書『対比列伝』の中で酢について記している．例えば，マルクス・カトー（大カトー）の人生について「激しい渇きに苦しんでいるときには，彼は酢を欲するだろう」と書いている（『アリスティデスとマルクス・カトー』）．

古代ローマにおいては，ローマ人は酸っぱくなったワインを鉛の鍋で煮て，サパと呼ばれる非常に甘いシロップを生産していた．今もイタリア語でサパやサバという単語は，大樽でブドウの絞り汁の加工品を煮て濃縮した，同様の製品のことを指す．ローマ時代のサパは酢酸鉛に富んでおり，鉛糖（ラテン語で Sal Saturni）とも呼ばれる．実際には鍋から溶け出した鉛は甘い味を示すため，ローマ人は，ワインや他の飲み物を甘くするために鉛の壺を用いていた．ただし，この鉛は，もちろん，人体に非常に有毒である．

ローマ時代で酢に関連する有名な逸話がある．紀元前219年，ハンニバルを司令官とするカルタゴ軍は，アルプスを越えてイタリアに侵攻した．その正確な経路は記録には残っていないが，その侵攻にまつわる多くの伝説や物語が存在している．例えば，ティトゥスの『ローマ建国史』の中で次のような伝説がある．カルタゴ軍がアルプスの狭谷と岩壁の間に遮られて，先に進むことができなくなったとき，ハンニバルは兵士達に，木材を大量に集めて岩の周りに置いて火をつけ，酢をかけさせた．酸によって岩が腐食され軟弱になり，その後粉々に砕かれて，カルタゴ軍は行軍を続けたとされている．

230年頃には，古代ローマ世界で最も網羅的な料理の本『料理大全（*De re coquinaria*）』がまとめられた．1世紀の贅沢な美食家として悪名高いアピキウスの編纂によるものである（ただし，彼が本当の作者ではないともいわれている）．『料理大全』の中で，酢は少なくとも150レシピの成分として記載されている．このことは，酢がローマ人日常生活の中で一般的に広く使われていたかを示している．酢は，戦時中にも広く使用されていた．紀元前58～50年に書かれたカエサルの『ガリア戦記（*De bello gallico*）』から，ローマの兵士が，時には一般市民も，水に混ぜて酢を飲んでいたことを知ることができる．酢は消毒の効果があるので，

他国で水を飲む際に，水だけよりも安全であり，また爽やかな味にもなるとされている．

大プリニウス（23～79年）も酢の逸話を書き残している．エジプトの女王クレオパトラは，ローマの三頭政治の1人アントニウスのために豪華な宴会を開いた．彼女は自分の豊かさを示すために，「1回の食事で100万シスタセスの財産を使い切ることができるか」を賭け，真珠を酢に入れて溶かして飲んでみせた．酢が真珠や石灰を溶かすことを，当時の人々は知っていたのである．

c. 医者，強盗や疫病：中世（600～1400）

ヨーロッパの中世は，西ローマ帝国の崩壊後の，5世紀から15世紀の時代である．この時代にはヨーロッパ中で多くの変化が起こり，食糧の生産と消費のような文化も例外ではなかった．

これまでと同様文書や証言をもとに，酢の使い方や文化を再現する．酢は調味料として広く用いられ，また，料理や医療的な特性がよく知られるようになっていたことが，文献に頻繁にみられる．酢に言及している最初は，カロリング朝の博学な修道士ラバヌス・マウルス（Hrabanus Maurus Magenntius）により842～846年に編纂された百科事典『万有誌（De rerum naturis）』の記述である．

後の章でもう一度触れるが，イタリアのエミリア地方にある有名な「バルサミコ酢」が発明されたのも，この時期である．この独特の酢が最初に生産された場所はモデナなのか，レッジョ・エミリアなのか，あるいはエミリアの別の町なのか不明だが，この貴重な自家製調味料については，12世紀の僧侶ドニゾー（Donizo）の著書『カノッサのマティルダ伝』に初めてみられる．

既に述べたように，酢は中世において最も安全な物質の1つであり，その栄養と医療の特性から広く用いられた．多くの薬理学的および医学ハンドブックが14世紀以降のイタリアで制作されている．これらの本は，食品や植物の様々な特性を記述し，また，体の運動，精神的健康，休息と健康について多くのヒントを提案しているものであるが，その中で，ミラノで制作された，カサナテンセ図書館の『健康全書（Tacuinium sanitatis）』には，特に興味深い絵が挿入されている（図1.1）．その絵は，女性が階段に登っていて，樽から酢を水差しに充填している．絵の中の樽は，小さな建物，おそらく馬小屋や納屋の屋根の上に置かれている．この絵は，当時の家庭での酢造り・保存がどのように行われたかを示

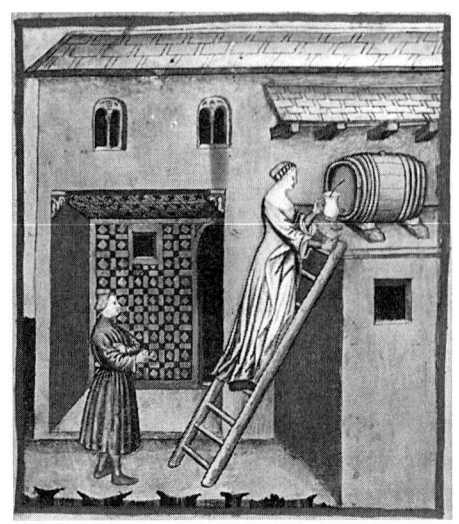

図1.1 樽から酢を充填する女性

している.屋根裏部屋など高い場所に主に保管されており,この習慣は今日でも強く残っている.

酢の健康的特性に関しては,いくつかの有名な記録がある.イタリアの医師で,ボローニャやペルージャで医学の教授をしていたトマーソ・デル・ガルボは,1348年にペストの大流行に遭遇したが,彼は感染を予防する第一の方法として,手,顔や口を酢で洗うことを提案した.この提案は,ヨーロッパ中で認められ,腺ペストが流行すると,病原菌を消毒する最新かつ一般的な方法として,多くの人々が体に酢をかけることを実行した.1665年イギリスのダービーでの大流行の際には,市場では,使用するコインを石の上に置いた酢の壺に入れて消毒した.感染を拡大させないためである.その石は現在でもダービーの修道士の門にあり,「頭のない十字架」や「酢の石」と呼ばれている.

1791年,ペストがフランスに広がったが,記録によると病気の犠牲者が出た家はそれ以前に泥棒に襲われていたと伝えられている.人々は,その泥棒もすぐにペストに感染して死ぬと考えたが,時間が経っても泥棒の被害は収まらず,泥棒が何らかの方法でペストを避けることができたことが明らかになった.泥棒は4人の少年であったが,後に捕まった彼らは,酢,ニンニク,ラベンダー,ローズマリー,ミントや他のハーブで造られた消毒剤を用いていたと告白した.それを自分の体にかけたり,風呂に用いたりすることにより,彼らは致死の病気への感染を防いでいた.この調合物は,その後「四泥棒の酢(Vinaigre des Quatre Voleurs)」の名前で有名になり,今日でもフランスを中心に造られている.オリジナルレシピは1741年,イギリスの医師ジョン・アレンが発行した本『Abrégé de toute la medecine pratique』に記載されていたものである.

ワイン,蜂蜜(ミード),大麦(ビール)や他の原料から造られた酢は,中世

1.2 世界の酢の歴史と文化

には，ドイツからはるか北のアイスランドまで，中央とヨーロッパや北ヨーロッパで普及した．酢は肉や他の食品を漬けて保存するものとして使用された．北ヨーロッパでは酢を用いる多くのレシピが知られており，それらのいくつかは，記録に残され現在にも伝えられている．

d. 錬金術師と秘密の解明：ルネサンスと啓蒙（1400〜1700）

イタリアの科学者にして哲学者であるジローラモ・カルダーノは，1550年にルネサンス期の自然哲学についての興味深い論文「精妙なる事柄（De subtilitate rerum）」を発行した．この本は，自然現象の多くについて言及しているが，その中で酢についても，それが異なる条件下でどのように得られるのか，発酵がなぜ起きるのか原因を理論的に説明しようとしている．ただし，中世やルネサンス時代のヨーロッパの錬金術師の研究は科学的というよりもむしろ神秘的な研究というようなものであった．

17〜18世紀においては，錬金術師は，科学的でない方法であるが，酢を頻繁に使用した．酢やその関連物は，象徴的な方法で使用されていた．彼らは酢やそれを蒸留した関連物が，金属を溶解する性質を持つことを知っていた．また，酢を鉛にかけることによって，酢酸鉛の溶液（先述の鉛糖）を再発見した．この鉛糖は，リンゴ酒などの酸が強すぎる場合に，味を和らげるために用いられた．しかしながら，すぐに鉛は有毒であることがわかり，行われなくなった．

中世の初めから酢の効能が知られるにつれて，その使用量が大きく増加すると，市場で手に入りにくくなっていった．それまでは，酢は各家庭で小規模に作られていたものであったので，大規模な生産が必要になり，工業生産へとつながっていった．その要求に応じるように，多くのワイン醸造業者は，ワインとともに酢の製造を始めるようになった．おそらく酢造りに特化した世界最古の企業は，フランスのオルレアンで設立された．Vinaigriers moutardiers sauciers distillateurs en eau-di-vie et esprit-de-vin fuffetiers という社名で，1394年10月28日に正式に設立されたと記録されている．この会社では，数名の錬金術師と技術者が，酢，マスタードおよび蒸留酒を得る方法を研究し，それらは厳しく秘匿されていた．フランスでは今日でも，理解しがたいことを指す言葉として，「C'est le secret du vinaigrier（それは酢造りの秘密です）」という表現があるが，もちろんこの時代からきているものである．Vinaigriers の会社はすぐに酢の生

産を独占し，後に「オルレアン法」または「遅醸法」と呼ばれる製造法を開発するが，その方法は今日でも使用されている．オルレアン法は，「連続方式」とも呼ばれ，ワインを木製の樽でゆっくりと発酵する方法である．新樽を用いる場合には，発酵を開始する際に，原料となるワインにいわゆる「種酢」を少量添加する．酢が必要な酸味と風味に達すると，製品は上部から取り出され，再び新しい新鮮なワインが定期的に追加されていく．この方法では，最初の酢ができるまで数ヶ月間を要するが，その後は発酵が連続的に行われ，いつでもその発酵槽から酢を取り出すことができる．

英国では，1641年にサウスワーク，キャッスル街で大規模生産会社が設立された．その酢の生産工場では，エールから酢が造られていたので，中世の英国ではvinegarになぞらえてalegarと呼ばれていた．現在でいうモルト酢である．英国では，何世紀もの間，酢は主に穀類から生産されていたのである．

酢は，食用や治療のためにだけ使用されていたのではなかった．フランスのルイ13世（1601～1643）は，数多くの戦争を行ったが，大砲を冷却するために酢を使用しており，かかった金額は1回の戦争で1万3000フランであったことが報告されている．熱い鉄の大砲に酢をかけると，大砲を冷却するばかりでなく，表面の金属をきれいにして錆の発生を抑制する効果があった．

アメリカ大陸においても，ヨーロッパ人がアメリカに上陸した後，初期の入植者がリンゴから独自の酢を発明したといわれている．リンゴ果汁を発酵させてリンゴ酒を造り，その後酢にするという単純なリンゴ酢である．リンゴの野生品種のいくつかは北アメリカが原産であるが，リンゴ酒を造るために好適なそれらの品種を導入したのは，西ヨーロッパの入植者であった．1623年に，英国の聖職者ブラックストン（W. Blackstone）が，ボストンに最初のリンゴの木を植え，1635年にロードアイランド州のリンゴ園を経営したのが最初とされている．リンゴ酢の最も一般的な用途は，野菜の酢漬け用であったが，調味料としても使用され，今日でも米国では一般的である．当時のリンゴ酢は，ワインビネガー同様，風邪や関節炎などの病気に対しても使用されていた．

e. **La Nature des Acides**（酸の本質）：科学と初期の産業経験（1700～1900）

「C'est le secret du vinaigrier」という言い回しに代表される，オルレアンの醸造業の秘密主義は，単に商業的な戦略というだけでなく，18世紀当時にはま

だ彼ら自身が醸造の仕組みを解明していなかったためでもあった．古来，酢の産生が文明と関係していることは明らかであったが，誰もまだ，なぜアルコール飲料が酢になって，その独特の味とシャープさを示すのか，わからなかった．近代的な実験科学が発展することによりようやく，この問題は，科学者によって明確になり始めた．1720年に，著名なオランダの人類学者，植物学者，医師であるブールハーフェ（H. Boerhaave, 1668～1738）は，酢の発酵のための迅速な方法を提案した．彼は出発原料液が空気にさらされる面積が大きいときに酢の産生がより迅速に進行することを観察し，表面積を高めて速く酢を造るために，上部にブナのチップを敷き詰め，その上からワインを充填することを提案した．彼はまた，「小麦粉または野菜」を添加することが酢化に必要であると述べており，酢酸発酵は生物学的なものであることを推測している．

おそらくブールハーフェの観察からヒントを得て，現代化学の父ラヴォアジエ（A.-L. Lavoisier, 1743～1794）は，化学的観点から酢産生の研究を深めた．彼は，空気と各種ガスの組み合わせの性質を調べ，フロギストン説を拒否するとともに空気が燃焼現象や酸性化の原則の原因であることを示した．1778年に『Considerations Générales sur la Nature des Acides（酸の性質に関する一般的考察）』を書き，その中で空気中の成分により燃焼や酢酸産生が起こることが示されている．この成分を，「酸産生物質」を示すギリシャ語を語源として酸素と呼び，また酸の味が酸素自体によるものであると結論付けた．また，「他の空気の成分」は影響を与えないため，彼はこの成分を「活気がない」という意味のazoteと呼んだ．1789年6月ラヴォアジエは，糖溶液のアルコール発酵の実験を記録したが，その中で，アルコール，糖類，酵母，水，炭酸ガスとともに，酢の存在を認めている．アルコール溶液が空気にさらされたときに酢が形成されたため，ラボアジェは酸形成の理論として，酸素こそがワインを酢に転換する原因物質であると指摘している．

ブールハーフェの考えは後にドイツのケストナー（K. W. G. Kastner, 1783～1857）とシューゼンバッハ（J. S. Schüzen bach, 1793～1869）によって改善された．彼らは，その理論を適用して酢産生装置を作成した．これは，木製または金属被覆されたタンクに木材の削りくずを満たしたものである．ワインを上から入れることにより，大量の空気が入っていく．この装置は酢製造の近代工業化の際の主

流となり，「速醸法」または「ドイツ法」として，今日でも広く使われている．

f. グローバルな成分：近代から現代（1900〜）

19世紀の初めにヨーロッパの科学者たちにより，酢についてのいくつかの重要な研究が行われ，またその結果として，酢の生産にも貢献した．

フランスの化学者であり政治家でもあるシャプタル（J. A. Chaptal, 1756〜1832）は，1807年にオルレアンの方法を初めて徹底的に記述した．英国の化学者でもあり物理学者でもあるデービー（H. Davy, 1778〜1829）はまた，酢の産生がアルコールの酢酸への転換によるものであることを示し，その化学式を決定した．1822年にオランダのペールソン（C. Persoon）は，酢酸産生が主に微生物によることを見出し，この微生物を *Mycoderma aceti* と名づけた．リービッヒ（J. Liebig, 1873〜1803）は，発酵は無機的に起こるとしてこの説に反論したが，1862年にパスツール（L. Pasteur, 1822〜1895）はペールソンの説が正しいことを実証した．彼は，発酵が微生物の増殖により起こること，微生物の増殖は自然発生によるものでないことを明らかにした．またパスツールは酵母を用いた研究で，ワインを発酵させるには空気が遮断されるべきであることを見出したが，一方で，酢の生産には空気が必要であることを見出した．彼はまた，*Mycoderma aceti*（現在では *Acetobacter aceti*）が，アルコールを酢酸に酸化することを実証した．パスツールは，発酵混合物に一定量のこの微生物を追加することによって酢の生産を増加させることができることも示唆した．

1800年代と1900年代の酢の業界では，これらの科学的な発見により，多くの技術革新が生産プロセスに迅速に適用されて多数の特許が出願された．そして，産業界における装置の発達と純粋培養技術の結果，酢の工業的製造法は20世紀に一気に進歩した．この時代には，酢はさまざまな目的に使用されていた．例えば，この時期はまだ抗生物質は知られていなかったため，酢は最も効果的な殺菌剤の1つであり，第一次世界大戦の衛生兵が兵士の傷を治療するために酢を使用された．

1929年に，循環式ジェネレーターの導入により，高速酢酸発酵プロセスが開発された．基本的なプロセスは他の方法と同様であるが，この方法では原料に強制的に通気を行うことにより，高速発酵に加え，高い酢酸濃度とスペースの削減を得ることができる．循環式ジェネレーターは，現在でも世界の多くの地域で使

用されているが，そのデザインは発明当初から大幅に改良されている．

　酢化プロセスのためのもう1つの大きな改善は，深部培養の開発であった．この方法では，酢酸菌は培養表面ではなく発酵培地中に浮遊し，タンクの下部に配置された通風器から酸素を供給されている．この方法は，酢酸菌を対数的に増殖させることが可能であるため，非常に高い酢酸の収率と生産性が得られる．酢のための深部培養のプロセスは，1923年に最初に研究されたが，その後，ペニシリンの工業生産からヒントを得て1940年代後半に実用化された．プロセス改良の研究が続けられ，1950年代末までにキャビテーターが発明され発酵槽への空気取り入れが改善されたが，多くの技術的な課題が明らかになり数年後には断念された．そして，フリングス社のアセテーターという，非常に効果的かつ高度に自動化された発酵槽が開発され，任意のアルコールを含有する原料から，酢の生産が可能になった．フリングス社の装置は，従来の製造装置でみられた生産収率や速度の不安定性を回避できると考えられる．

　1960年代初頭にケンタッキー州ルイビルのケメトロン社によって，高濃度酢を製造するプロセスが開発された．基本的には凍結濃縮であるが，この技術により輸送のコスト削減とピクルス製造技術向上が得られるため，特に米国で利用されている．

g. トピックス：バルサミコ酢について

　バルサミコ酢は先に簡単に触れたが，ヨーロッパ，特にイタリアで生産された調味料であり，独特な発展の歴史と近年の急速な販売拡大によって，世界中で注目されている．「バルサミコ（balsamico）」というのは，「鎮静，安堵，健康的」という意味であり，バルサムという薬用の木，あるいは，それらの製品を指す言葉に由来している．現在広く使われている「バルサミコ酢」という言葉は，実際には一般名であり，ブドウ果汁から生産された一群の酢のことを指す．バルサミコ酢とその関連製品の市場は，短期間で急速に拡大し，今では様々な製品が店頭に並べられている．しかしながら，これらの製品は一見非常に似てはいるが，実は，その原料，市場訴求，価格，法的区分については，非常に多岐にわたっているのである．一般にはこれらの区別はあまり知られていないが，下の表（表1.2）の通りに分類されている．

　本来の（狭義の）バルサミコ酢は，イタリア北部に位置する2つの町，モデナ

表 1.2 各種バルサミコ酢の規格

カテゴリー	主原料	着色料	香料	添加剤増粘剤	乳化剤	保存料	地域ブランド認定	熟成期間
バルサミコ酢 (Balsamic Vinegars)	ワインビネガー,糖類	○	○	○	○	○	×	×
バルサミコ風味ドレッシングなど (Balsamic Gazes, Dressings, Condiments)	ワインビネガー,糖類	○	○	○	○	○	×	×
モデナのバルサミコ酢 (Aceto Balsamico di Modena)	ワインビネガー,濃縮ブドウ液,ブドウの煮汁	カラメル(E150d)	カラメル(E150d)	×	×	亜硫酸[*1]	PGI[*2]	60日以上
伝統的バルサミコ酢[*4] (Aceto Balsamico Tradizionale)	ブドウの煮汁	×	×	×	×	×	PDO[*3]	12年以上

*1 亜硫酸は,ブレンドに用いた濃縮ブドウ果汁からの持ち込み
*2 PGI:Protected Geographical Indication PDO ほど厳密ではないが,地域発祥の製造工程を用いたものであること
*3 PDO:Protected Designation of Origin 原材料および製造工程が地域で特定されたものに限る
*4 伝統的バルサミコ酢には,「モデナの伝統的バルサミコ酢」と「レッジオエミリアの伝統的バルサミコ酢」の2種のブランドがある

とレッジョ・エミリアで伝統的に生産されている.イタリアの法律で定められた,厳格な地域の限定および物理化学的な性質と感覚的な特性を満たしたもののみが,欧州の地域表示（PDO（原産地保護指定)）の規格として,「モデナの伝統的なバルサミコ酢」「レッジョ・エミリアの伝統的なバルサミコ酢」という名称をつけることができる.一方,PGI（保護された地理的表示製品）の規格として,「モデナのバルサミコ酢」という規格もある.伝統的なバルサミコ酢は,多くの料理に,その食べる直前にかけて用いられる.熟成チーズ,野菜の煮物,オニオンやカボチャのフライ,デザートやアイスクリームにも用いられ,現地ではパルマの生ハムやパルメザンチーズ,ルッコラなどが名物になっている.消化によいとして食後に少量をなめる人もいる.

バルサミコ酢の主な特徴は,その熟成プロセスにおいて生じる,香り,甘味,着色とそれらの複雑なバランスである.バルサミコ酢はその長い由緒ある伝統にもかかわらず,これらの製品の背後にある歴史・文化は非常に複雑である.その製造過程は現在でも正確に理解されておらず,人工的に構築することはできていない.製造工程,熟成のシステム,感覚プロファイルなど,バルサミコ酢を正確

に記述する解析パラメータがまだ見出されておらず,今後これらについての詳細かつ包括的な研究が必要である.

h. まとめ

酢は,農業の初期の頃から今日まで何千年もの間,調味料,食品の保存料,消毒剤,洗浄剤,飲料などとして使用されており,ずっと変わっていない.そして,そのことは世界のどの文化にも共通している.つまり酢は,様々な形として,世界で最も広く普及し,一般的に用いられている製品の1つである.その生産法も様々であり,多くは酢が発明された文化に依存している.それぞれの文化において酢は風味が加えられたり,熟成したり,希釈あるいは濃縮されたり,それは昔ながらの屋根裏で,また現在ではスーパーマーケットで常に存在する調味料である.人間が最初に発見したときと同じ役割を,今日でも果たしているのである.

〔P. Giudici, L. Solieri, S. Mazza・訳:外内尚人〕

文 献

Allen, J. (1741). *Abrégé de toute la médecine pratique*, Vol. 5. Chez Huart.
Bjornsson, D. (2002). Pickled meat, at:http://willadsenfamily.org/sca/danr_as/pickle/Pickled_Meat.pdf (last visit:January 2012)
Bonin, H. (2002). *Transnational Companies, 19th-20th Centuries*, European Business History Association-P. L. A. G. E.
Bottero, J. (2004). *The Oldest Cuisine in the World:Cooking in Mesopotamia*, University of Chicago Press.
Bourgeois, J. (1999). *Ferments en folie, Fondation Alimentarium-Nestlé* (Staüble Tercier, N., Raboud-Schüle, I. eds.), Vevey.
Cavalieri, D. *et al.* (2003). *Journal of Molecular Evolution*, **57**, 226-232.
Conner, H. A., Allgeier, R. J. (1976). *Advances in Applied Microbiology*, **20**, 81-133.
Donizo, *Acta Comitissae Mathildis* [Retrieved from:Donizone (2008). *Vita di Matilde di Canossa*, Jaca Book.]
Flandrin, J. L. *et al.* (2000). *Food:A Culinary History*, Columbia University Press.
Giudici, P., Solieri, L. (2008). *Vinegars of the World*, Springer Ed.
Giudici, P., Rinaldi, G. (2007). *Journal of Food Engineering*, **82**, 121-122.
Larsen, H. (1931). *An Old Icelandic Medieval Miscellany*, Det Norske Videnskaps-Akademi.
McGovern, P. E. *et al.* (1996). *Nature*, **381**, 480-481.
McGovern, P. E. (1998). *Archaeology*, **51**, 28-32.

1.2.2 アジアの酢

酢は,古代から世界各地で広く使用されているグローバルな製品であるが,一

表 1.3　アジアにおける伝統的醸造酢の例

国	製品名	効能など
タイ	コーン酢	血糖値，コレステロール，心疾患リスクを低減する食品，飲料用
	ハチミツ酢	咳どめ
	パイナップル酢	
インドネシア	トロピカルフルーツ酢	酢漬けなどの調理用
韓国	玄米酢	有機酸やアミノ酸を多く含む
マレーシア	リンゴ-ハチミツ酢	体の酵素を活性化させて疲労回復
	ハチミツ酢	脂肪燃焼
	リンゴ酢	免疫力強化，糖尿病予防，脂肪燃焼と体重減少を誘導
	パッションフルーツ酢	17種類のアミノ酸を含み，体の栄養バランスを向上
フィリピン	有機生ココナツ水酢	ビタミン・ミネラル，特にカリウムを多く含むスポーツ飲料
ベトナム	天然竹酢	

方では，地域ごとの特性がある．また，伝統的でローカルな酢が，近年には新製品として注目されてきている．それらが健康によいとされ，見直されてきたのである（表1.3）．アジア太平洋地域においては，発展度合いや豊かさが様々である国が混在しているため，酢の市場にも国ごとの特徴がある．米酢は，長年にわたって地域の料理や文化の一部となっており，非常に広く使われている．最近では健康酢の嗜好が高まり，もろみ酢を筆頭に人気となっている．タイ，中国とベトナムを中心として，健康に着目した新製品がアジアで活発に発売されている．

a. 酢の品種
1) 米酢

米の酒から醸造された，透明でわずかに甘い製品であり，澄んだエレガントな風味を持ち，様々な料理で有用である．米酢は特にアジアで広く使われており，大きく分けて白，赤と黒の3種がある．白い米酢は微かな黄金色と繊細な香りを持ち，最も汎用性がある．使用法は，鶏肉，魚と野菜のオリエンタルソースなどである．日本産の酢はマイルドで甘く，中国産のものは酸味が強い．赤と黒の米酢は，それぞれ，ディッピングソースや中華風豚足煮込み料理に主に使用される．

2） リンゴ酢

リンゴ果汁を用いて，アルコール発酵と酢酸発酵の 2 段の発酵を経て造られる．濾過されずに販売されることもあり，その製品は軽度の酸味とフルーティな香りを含む茶色がかった黄色を示す．リンゴ酢は一般的に料理に使用されるが，健康や美容によいとされ，非常に人気である．マイルドな風味であり，漬物にも適している．

3） モルト酢

麦芽の蒸留酒を酸化発酵されたものを，熟成し濾過した酢である．麦芽は，麦を水に浸漬して発芽させ軟化したものである．発芽すると，でんぷんを消化する酵素が活性化され，麦中のデンプンが糖に変換される．モルト酢は，穀物から生産される良例である．マイルドな風味を持ち，わずかに甘いため，ピクルスやサラダドレッシングに適している．

4） 蒸留酢

加工用の穀物アルコールから造られる蒸留酢は，透明度が高く，他の酢よりも強い香りと高い酸度を持つ．一般的に漬物や保存の目的で調理に使用される他，洗浄剤として，医療用にも用いられる．

5） 風味酢

単純に，ハーブ，スパイス，フルーツや他の食品を加えてワインビネガーに風味付けをして造った伝統的な酢である．商業的なワイン（通常は白ワイン）または蒸留酢に，好みのハーブ，スパイスやフルーツを入れて，容易に生産される．ラズベリーの酢は最も風味豊かな果実酢の 1 つで，この酢は非常に人気がある．

6） ワイン酢

ワイン酢の歴史は，ワイン自体と同じくらい古い．白ワインや赤ワイン，シェリー酒や，シャンパンからも造られ，原料のワインの色と味の特徴を残している．ワインビネガーは，フランス料理や地中海料理に好まれている．白ワインビネガーは白ワインを酢酸発酵させ，熟成し濾過した製品である．イチゴやメロンの甘さを引き出したり，脂肪を追加することなく味を調えるためにクリームやバターの代わりに使用したりすることができる．人気の赤ワインビネガーは，赤ワインを酢酸発酵させて造ったラズベリー赤ワインビネガーである．肉をマリネしたり焼くときに塗るソースに入れたり，サラダドレッシングや野菜料理に使われる．

7) モデナのバルサミコ酢

イタリア産の酢であり,独特な色や風味を持つ.詳しくは前項 g 参照.

b. 市場動向

2006 年第 6 回総会で発表された Mintel Custom Solutions のデータによると,2005 年の酢の種類の世界シェアは,バルサミコ酢 (34 %),赤ワインビネガー (17 %),リンゴ酢 (7 %),米酢 (4 %),白酢 (2 %),他の酢 (36 %) であった.2005 年の世界の酢の風味トップ 10 は,リンゴ (27 %),ニンニク (10 %),ハーブ (10 %),ラズベリー (10 %),イチジク (8 %),レモン (8 %),クランベリー (7 %) 蜂蜜 (7 %),シャロット (7 %),ブドウ (6 %) であった.さらに,2005 年のアジア太平洋地域の酢の風味トップ 5 は,リンゴ,蜂蜜,ブドウ,薬用アロエとシャンパンであった.

c. アジア諸国の伝統的な酢

1) タイ

酢は,タイ語で「Namsomsaichu」として知られる.図 1.2 に示すように,スーパーマーケットで前述の酢のすべての品種を購入することができる.通常は,タイの人々のほとんどは,ニンジン,唐辛子,ベビーコーン,きゅうり,たまねぎ,など (図 1.3) 野菜に酢を使用する.ただし,タイの酢の野菜の輸出額は,アジアにおける輸出額 (図 1.4) に比べて高くない.アジアにおける酢漬け野菜の輸出額は,2002 年から 2008 年の間に大幅に増加しているが,タイにおける輸出は

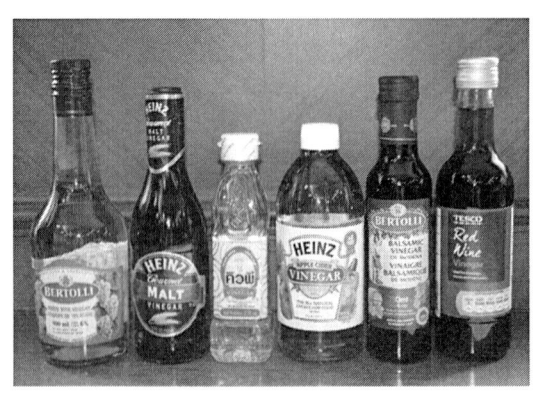

図 1.2　タイの店頭でみられる醸造酢・蒸留酢

1.2 世界の酢の歴史と文化

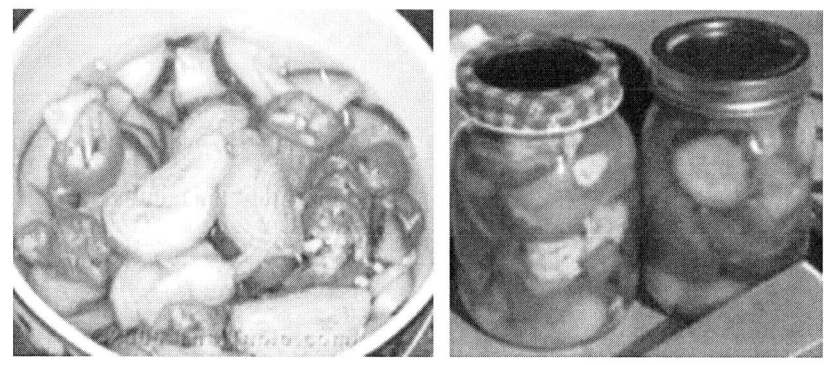

図1.3 タイの伝統的な酢漬け野菜

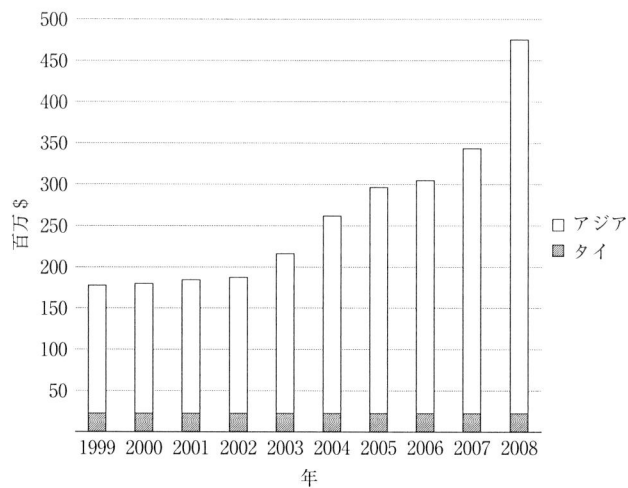

図1.4 アジア，タイにおける酢漬け野菜輸出額の推移（http://data.mongabay.com）

比較的低い額で安定している．

一方，タイの食卓には，トウガラシと漬け込んだ蒸留酢が，他の調味料（砂糖，トウガラシ，ナンプラー（タイ魚醤））とともに置かれており，人々はそれぞれ自分の好みの味をつけて食べている．酢がタイの食生活に重要であることが窺える．

タイでは近年，天然のコーン酢が注目されている．トウモロコシから自然発酵したこの酢は，抗酸化作用を示すフェルラ酸が多く含まれ，様々な用途が期待されている．調味料や洗浄や保存料としてのみならず，健康や医療用途によい効能

があるとされ，例えば，心血管やがんや老化のリスク低減，糖尿病患者の血糖レベル降下，コレステロール低減，蜂蜜と一緒に飲むことによる咳の抑制，クラゲの毒低減，傷治療の際の抗微生物剤，腎臓や胆嚢の胆石の軽減，痛風や関節痛の軽減，栄養，特にカルシウムの吸収向上，などが期待されている．

2) インドネシア

インドネシアの酢は，中国から導入された．インドネシアの酢（cuka）は非常に酢酸濃度が高く，使用する際に水で希釈する．伝統的なインドネシアの酢は，トロピカルフルーツビネガー（マンゴー，グアバ，パイナップルなど）であり，果物そのものから伝統的な方法で造られている．例えばマンゴー酢は，新鮮な完熟マンゴーと精製水から造られる．両者を混合し，陶器の壺で数ヶ月発酵させて造られる．果実風味をつけた酢も多く造られ，マンゴー，グアバ（白とピンク），パイナップル，リンゴ，ジャックフルーツ，ランブータン，マンゴスチン，樹液，イチゴ，ブドウ，ミックスフルーツに加え，インドネシア特有の果物の風味酢もある．

3) フィリピン

酢はフィリピンの食文化においても重要である．フィリピンの最も代表的な料理に，アドボと呼ばれる料理がある．豚肉や鶏肉（あるいは両方）を，酢をベースとしたタレにまず漬け込み，その後，ニンニクや調味料とともに煮込んでいくものである．酢に漬けることにより，室温で調理する際に雑菌が増えるのを抑制している効果もある．

フィリピンでは，市販されている酢（suka）の多くは，サトウキビの白砂糖などから造られた蒸留酢である．一方，ココナツ酢も造られているが，それは，ココナツの内部にあるココナツ水ではなく，ココナツの木の樹液から造られる．この樹液は，通常は果実になる花蕾から採取され，ランバノグと呼ばれるウォッカに似たアルコール飲料を造るために使用されるので，ココナツ酢はこのランバノグの副生物として生産される．一方，完熟果実のココナツ水から造る酢もあるが，そのココナツ水はオイルを造るために使用されるので，酢はココナツオイルの副産物として生産される．

フィリピンなどの伝統酢としては，「有機生ココナツ水酢」と呼ばれる酢があげられる．生のココナツ水を開放環境下に置くことにより，それが様々な菌によ

る発酵を経て，最終的に酢になる．ココナツ水は，多くのビタミンやミネラル，特にカリウムの含有量が高く，熱帯地方では最高の天然のドリンクの1つとして考えられている．このプロセスは，酸性環境での発酵であるため，自然環境の中でも雑菌による汚染から免れられる．ただし，この酢は各家庭で小規模に造られるため，製品の品質は不安定である場合が多い．〔**G. Theeragool**・訳：外内尚人〕

文　献

Mazza, S. & Murooka, Y. (2009). in *Vinegars of the World* (Solieri, L. and Giudici, P. eds.), pp. 17-39, Springer.
Malaysia Vinegar, Malaysia Vinegar Manufacturers, Malaysia Vinegar Suppliers and Companies. http://www.alibaba.com/countrysearch/MY/vinegar.html.
The Vinegar Institute Market Trends and Today's Vinegar (2007). http://www.versatilevinegar.org/markettrends.html.
Thailand Vinegar, Thailand Vinegar Manufacturers, Thailand Vinegar Suppliers and Companies. http://www.alibaba.com/products/vinegar/TH--21207.html.

1.2.3　中国の酢
a.　酢の起源と語源

　酢の起源は，古今東西，種々な酒への味や香りのよい酸を生成する菌の汚染に起因することは間違いない．日本を含めアジアへの本格的な食酢技術は中国から伝えられたものと推測される（Mazza & Murooka, 2009）．中国の酒の起源は殷代以前とされ，華南鄭州の殷墟にみられる酒造り遺跡と大量の酒具の発見がそれを支持している．『神農本草』（陶弘景著，492〜500）の中に「夏の時代（BC 2000〜BC 1500），杜康（Dukang）の息子の黒塔（Heida）が父に酒造りを教わっていた．あるとき，酒粕を捨てないで置いたところよい香りの酸ができていた」という酢の発見の逸話が載っている（Chen *et al*., 2009；真柳，1989）．

　古籍にはまれに果実酒の記載があるが，多くは穀物酒であることから最初の食酢は，黄酒醸造と酢酸発酵の複式発酵であったと思える（包，1988a）．本格的な酢の醸造は，少なくとも3000年前の殷（商）代，周代に遡る．これは，荘須著『物原類考』の「醤成於塩，周時已有醋，一名苦酒，周時称醯，漢始称醋」や「殷果作醋，周公作醤芥辣」の記述をもととしている（包，1988a）．日本では「酢」という漢字を使うが，中国では現在でも「醋」という漢字を使っている．どちらの

漢字も，酢は酒から造るとか，酒が古くなったものを意味している．また，「苦ざ酒」や「醯けい」も酢を意味している．戦国時代（BC 403〜BC 221）の書『韓非子』に，「酒が酸敗して商品とならなくなった」とか，前漢時代（BC 202〜AD 8）の『法言』に，「儀式が長引き終わった頃には酒が酸っぱくなっていた」という記述がある（馬，2002a）．中国古代の酒は，アルコール濃度が低いため，酢酸菌などにより酸化されやすかったと思われる．

前漢時代（BC 202〜AD 8）の書とされる『周礼しゅうらい（Zhou Li）』に「醯人けいにん掌五斉せい，七菹そ」の記述がある．「醯人」とは，古代中国において酒を醸造する5つの過程である「五斉」の技術に長け，韭にら・菁かぶ・茆じゅんさい・葵さい・芹せり・菹しょ・笋じゅんの7種類の酢漬け，すなわち七菹の管理人のことである．また同書に「大功の喪事には醯醤すじゃんを食わず」，「宋襄公じょうこう夫人は醯百甕す かめと葬る」などの記載があるという（馬，2002a）．このことからも，食酢は周や戦国時代には，王侯貴族の日常生活や祭喪にも重要であったこと，庶民には高価な調味料であったことがうかがえる（図1.5）．漢代（BC 202〜AD 220）初めまでは「醯」や「醋」が，その後「酢」や「苦酒からくさけ」という文字が多く使われ（劉熙著『釈名』），北魏以降は「醋」の字が中国で定着した．日本で使われている「酢」という文字は北魏以前に使用されたことから，「酢」という文字とともに，中国から食酢技術が日本に伝わったのは，遣隋使以前かも

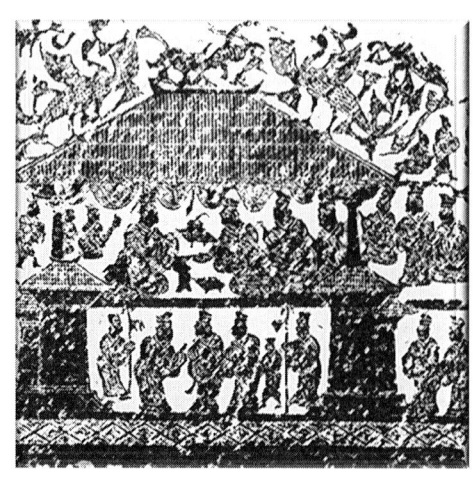

図1.5　中国古代貴族の食卓
中国銅山県白州山漢墓の画象石（後漢代，25〜220年）

しれない.

b. 古代の酢醸造法

現存する最古の農業技術書であり,食物料理書である『斉民要術(Qi Ming Yao Shu)』は,南北朝時代・後魏の530〜550年頃に中国山東省益都,高陽郡(現在の淄博市)の太守,賈思勰(Jia Sixie)により著わされた(田中ら,1997).庶民(斉民)が必要とする技術(要術),すなわち農家座右の書であった.それ以前にも,秦代の宰相呂不韋による『呂氏春秋』本味篇,『周礼』,『論語』,『礼記』,『大学』,『孟子』,『楚辞』,『四民月令』,『尚書』などに食物関連の記載が散見されるが,食物全体を体系的に記述したものとしては『斉民要術』が最も優れているという(田中ら,1997).『斉民要術』には,23種類の食酢の製法が記載されている.それらは,作大酢法,秫米神酢作法,同又法(別法2種類),粟米麴作酢法,秫米酢法,作大麦酢法,焼餅作酢法,廻酒酢法,動酒酢法,同又法,神酢法,作糟糠酢法,酒糟酢法,作糟酢法,『食経』大豆千歳苦酒法,作小豆千歳苦酒法,作小麦苦酒法,水苦酢法,卒成苦酒法,烏梅苦酒法,蜜苦酒法,外国苦酒法である.酢の巻に,「酢」は「醋」の本字であるとの注釈がある.苦酒は酢の異名だが,酢と苦酒との区別に意味はなく,おそらく地方の慣用に従ったのであろう.本書は,古代の作酢法や風俗を知る上でまた現代に通じる作酢技術として貴重なので,代表的な例を紹介しよう(図1.6).以下,作酢はすべて甕を使用した糖化,

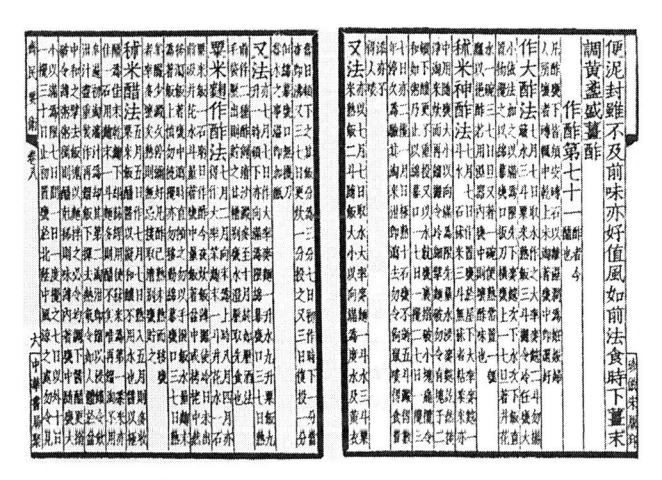

図1.6 『斉民要術』の「作酢法の巻」原本(田中ら,1997)

アルコール発酵，酢酸発酵（乳酸，クエン酸発酵を含む）の複式並行液体・固体発酵法である．

　始めに「甕は煉瓦の上に置き湿気を避けること．妊婦が触れて味が壊れたものは，車の轍（わだち）の乾土を甕の中に入れると回復する」とある．

造麹（製麹）：『斉民要術』の麹（こうじ）（中国読みは，Qu）はすべて小麦から作り，麦麹（まいはん）は黄衣ともいい，麹菌 $Aspergillus\ oryzae$ のことで女麹（めこうじ）や散麹（ばらこうじ）も同種とされている．笨麹（べんちゅう）や神麹（しんちゅう）は $Rhizopus$ であり，「酒醸」にはどちらかを用いている（包, 1988a; 馬, 2002a）が，混じっていたとも考えられる．『周礼』には，「醴斉」という麦芽を用いた甘酒の記載があり，『斉民要術』にも「醴（あまざけ）」を用いて飴を作る記載があることから，麦芽を用いて糖化が行われたことも確かである．欧州で $Rhizopus$ による糖化が行われたのは，1892 年であり，その糸状菌は，中国の「酒薬」からカルメッテ（Calmette）が $Amylomyces\ roaxii$ として分離したことに始まる（Calmette, 1892）．一方，高峰譲吉は，1896 年にアミラーゼ生産菌 $R.\ oryzae$ を米国で登録している（U. S. Patent 562）．『斉民要術』には，「神麹」，「餅麹」，「漬麹」，「散麹（黄衣）」，「粉麹」，「麦もやし」，「粗麹（あらこうじ）」など種々な製麹法が作酒法の巻に記載されている．製麹法の詳細は酒関連書に譲る．「神麹」は丁寧に調整されたアミラーゼの強い麹であり，一般の麹は「粗麹」と記載されている．ちなみに同書に紹介されている醤油醸造法の「醤（しょう）（訓読みは，ひしお）」のほとんどが「魚醤」，「エビ醤」，ヒツジなどの「肉醤」などの造り方であり，麹を用いていない．わずか「麦醤」において，散麹（ばらこうじ）を用いている．

作大酢法：七月七日取水，麦麹（まいはん）二斗，麹に風をあてないこと．水三斗，粟蒸米三斗，冷却後甕に満（みつる）まで詰める．麦麹，水，飯の順に入れる．撹拌不可．甕口を綿（布）で覆う．その上に抜刀（銅剣を抜いて）を横たえる（これは緑青の生じ方で酢酸発酵を感知するためである）．一七日目朝，初汲み水一椀，三七日目に又一椀加えると熟す．湿気や塩気のある器具を甕に入れると酢味を損なう．甕醸造の様子は現在の酢醸造写真で想像できる（図 1.7）．

　（注）当時から七は，縁起の良い数字であり，七の日に仕込んだ．17 日，37 日は，現在の 7 日，21 日にあたる．以後，現在の日数で表示する．

秫米神酢作法（もちあわ）：「神」は強いという意味．五月五日に多量の醋漿（すしょう）（デンプン糖化後に酸っぱくなった液）を造り，モチアワや黍などの醸米に加える．醸米一

1.2 世界の酢の歴史と文化　25

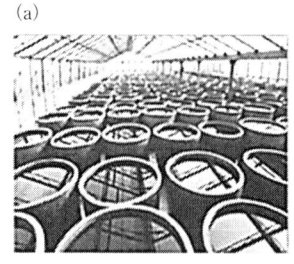

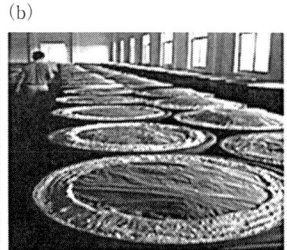

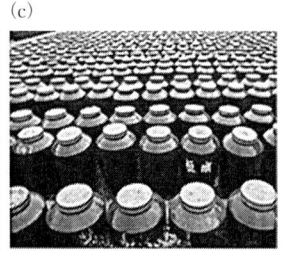

図 1.7 中国の伝統的食酢製造
(a) 四川老陳醋の熟成風景．新しい酢を 1 年間外気に触れさせて熟成させる．夏場に日射により蒸発し，冬場に氷を除くことで約 1/3 に濃縮される．
(b) 鎮江香醋の熟成風景．醅に成熟した醋醅（Pei）を加え食塩を混合して 1〜3 ヶ月プラスチックシートで覆い，熟成させる．
(c) その後，新酢を甕に写し蓋をして数ヶ月から数年寝かせる．（陳博士提供）

石，麹一斗を使用．麹が多いと酢はまずくなる．三回目の研ぎ汁に飯を浸し，蒸す．人肌の温度で盆に入れ麹と混ぜ，薄粥状とする．粥が濃いと酢は吃味となり，薄いと薄味となる．甕に仕込み，七日間は一日一回撹拌，以後十日ごと撹拌．甕は日陰に置き，時々冷水で熱気をとる．生水を甕に入れること不可．1ヶ月で熟成し，数年間保存可能．

　粟米麹作酢法： 最適作酢期は，三月，七月，しかし八月，四月でもよい．散麹(こうじ)粉一斗，初汲み水一石，粟飯(あわはん)一石を使用する．炊飯は夜中に冷やしておく．仕込み後撹拌は不可，甕を傾けてはいけない．二一日で熟成する．長期保存により佳味となる．

　作大麦醋法： 七月七日以外には造っていけない．戸口に甕を置く．小麦麹一石，水三石，精白大麦一石．蒸返し飯を体温まで冷やして仕込む．杓子で撹拌後甕口を綿（布）で覆う．三日で発酵したら数回撹拌する．撹拌しないと表面に白黴が生じる．髪が落ちると酢が壊れるが，取り除けば元に返る．六，七日後，研いだ粟五升で蒸し返し飯を造り，体温に冷やし，加えて撹拌する．三，四日で清む．二一日で熟成し佳味となる．水一椀加えると味がよくなる．八月中に上澄みをとり，密封すれば数年間貯蔵可能．未熟酢は，甕の外に水をかけて熱気を除く．黍(きび)や秫(もちあわ)を加えると味はもっとよくなる．「白黴」は好気性の産膜酵母であろう．

　焼餅作酢法： 数升の小麦粉の焼餅（薄い煎餅のこと），麦麹一斗，水三斗を仕込む．焼餅の消化後，四,五回焼餅を加える．

廻酒酢法： 作酒を失敗し醋っぱく（醋はこのように形容詞で使われている）なった酒や変質した酒は，すべて廻酢に廻す．米五石の酒醪に麹粉一斗，麦麹一斗，初汲み水一石を混ぜる．体温程に冷却した粟飯二石を加え撹拌し，甕口を綿で覆い，日に二回撹拌する．一月後に上澄みを別容器に貯蔵．

次の動酒酢とともに変敗酒のリファイナリー法として学ぶべきところがある．

動酒酢法： 春酒が酸敗したものを動酒という．酒一斗，水三斗甕に仕込み天日に曝す．雨の日は盆で蓋をする．七日後「甞臭生衣勿得怪也」すなわちこの上面の生衣は怪しくない．移動撹拌してはいけない．数十日で酢になり，生衣膜は沈み，日々香美となる．

この「生衣」は，弱酸化型酢酸菌 *Acetobacter xylinum* の膜と考えられ（包，1988a）静置して撹拌しない．パスツールが発酵は微生物の作用であると唱えた時よりも1300年も前に中国の技術者はすでに，生き物が発酵力を持つことを知っていた貴重な記述である．なお，西欧においては，*A. xylinum* は1886年にブラウン（A. J. Brown）により，ビールから分離された（Brown, 1886）．

神酢法： 「蒸乾黄蒸」，蒸して乾燥した黄蒸（黄麹，こな麹）一石，蒸した後体温に冷やした麩三石を混合して清潔な甕に仕込む．水はやっと浸る程度とする．三日目に作酒の要領で絞る．上澄みを甕に仕込む．二，三日で甕が熱くなるから冷水で冷やす．冷やさないと味が落ちる．白黴が浮けば除去する．一ヶ月で酢になる．熟成初期に発熱するが冷水で冷やすと酢は腐敗する．甕口は綿で覆い，蓋をしてはいけない．

大麦酢製造や神酢製造で出現する「白黴」は，動酒酢法にある「生衣」とは違い，産膜酵母と考えられ，取り除くか，撹拌して沈めると好気性なので増殖できなくなる．麩には黄麹（麹菌，*A. oryzae*）の増殖に有効な成分が多いという（馬，2002b）．宋末から元代には麩からの作酢が行われ，現在醸造されている四川省の「保寧酢」もその1つである．

作糟糠酢法： 屋内に甕を置き四季甕の下部を藁で包む．包まないと臭くなる．酒糟と粟糠は，半半とする．糠は粗すぎても細かすぎてもよくない．糟と糠は塊にならないようよく撹拌する．竹籠を甕上部に沈める．毎日四，五回籠の中の液を汲みだし，籠の周囲に注ぐ．三日後糟が熟成し香気を発する．夏は七日，冬は一四日で香気消え，甘くなる．若ければ，水を注ぎ熟成を待つ．残り糟は豚の飼

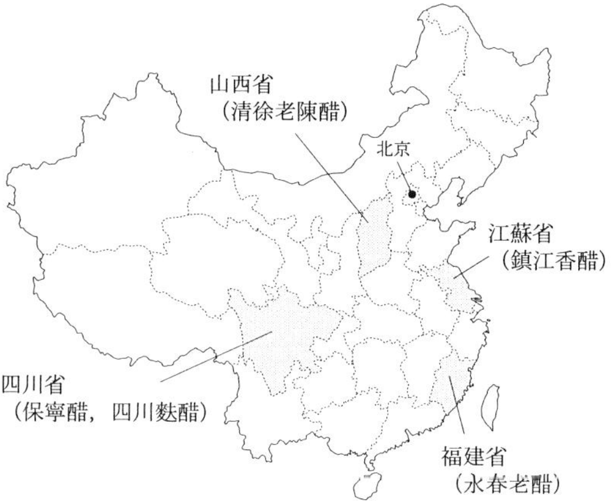

図 1.8 中国の主な食酢醸造地
現在の主な食酢醸造地として山西省（清徐老陳醋），江蘇省（鎮江香醋），四川省（保寧醋，四川麩醋），福建省（永春老醋）などがある．陳博士提供．

料とする．夏は二十日間，冬は六十日間飲める．

酒糟酢法：春酒の糟（酒粕）からはよい酢ができる．糟は常時湿らせておく．粟粒を臼で砕き蒸す．糟を多めに混ぜ，漉し穴のある甕にいっぱい仕込む．七日目に酢の香気があり水を加え，一晩置き，漉し穴から漉しとる．

作糟酢法：春酒の糟を水で混ぜ，三日経て圧搾し，液を二石取り，粟飯四斗を加え，甕の口を蓋で覆い，泥で密封する．三十日で酢が熟す．夏を越せる．甕は屋内の蔭地に置く．

卒成苦酒法（速成酢製法）：黍一斗，水五斗から粥を作る．麹一斤を焼いて黄色にし，槌で破砕し，粥と一緒に甕に仕込む．泥で蓋をする．二日で酢となる．酸味が強く味が悪いとき，粟一斗を加える．一四日目に清澄で濃い大酢と違わない酢ができる．

このように，詳細な作酢製法が以後連綿と伝授され，現在もほぼ同じ方法により，清徐老陳醋（*Rhizopus* を主とする大麹使用）や鎮江香醋（*Rhizopus* を主とする小麹を用いた黄酒粕酢），四川保寧麩醋など中国各地（図 1.8）で醸造されているのは驚くべきことである．ちなみに，外国苦酒法とは，蜜一斤，水三合にオナモミの種実を入れて発酵させたものである．こうした作酢法以外に，『食経』，

『博物志』に出典されている作酢法の紹介とか,「魏の武帝に献上した九醖酒(くおんしゅ)の造り方」なども記載されている.『斉民要術』の著者は,現在我々が知っている微生物の性質挙動を熟知しており,その豊かな科学的知識には驚嘆すべきものがある.また,髪が落ちた場合とか初汲み水を使えとか,当時の庶民の衛生状況への配慮も興味深い.

c. 唐代以降の食酢醸造

唐代の古書『新修本草』に,米酢,麦酢,雑果物酢の記載や漢薬を加えた薬酢作成法や医薬効果が紹介されている.一般的な食酢醸造も盛んとなり,唐韓鄂著の『四時纂要』には,唐代の代表的な酢の製造記載がある(馬,2002b).その内「米酢製造法」は,小麦粉からの餅麹と黄衣(黄麹)を使い,玄米から醸造している.「暴米酢」は,未精米からの米酢(現在の黒酢)であり,暴は醸造期間が短い単純な製法.黄麹を使って大麦から造る「麦酢」,小麦を原料として餅麹を用いて造る「酢泉」などの紹介もある.

宋代の作酢法として,「麦黄醋法」は,蒸した小麦をゴザに広げ,枯葉で覆う.黄麹が成長したら,枯葉を除き陽に当て,甕に入れ,水を加えて40日間密封する.他に糟醋,梅酢,麩(ふすま)醋,糖醋,収醋,千里醋などの紹介(馬,2002b)がある.糖酢は,水飴から,収酢は,甕に酢と赤木炭を入れ,炒めた小麦を,千里醋は,千枚餅を原料としている.

明代の『本草綱目』には薬醋の紹介がある.元代の『居家必要事類全集』(佚名氏著)に記載されている明代~元代の食酢は,米,大麦,麩,酒糟を原料とするもので,蒸米から造る黄麹が多く用いられている.麹菌の胞子を散布する方法も記載されている.元代の魯明善著『農桑衣食撮要』には,紅麹による食酢も紹介されている.福建永春県の永春老醋はこの伝統を受け継いでいる.

d. 現在の中国の食酢 (図1.8)

現在中国で製造されている食酢は20種類以上であるが,有名な食酢を以下簡単に紹介する(Chen *et al.*, 2009;包,1988b;馬,2002c).① 山西省の老陳醋(ろうちんす)(Shanki Aged Vinegar)の「老」は永く熟成した酢の意味で,300年以上の歴史を持ち,高粱(こうりゃん)を原料とし大麦から製麹された大麹を用いている.薬麹を用いる場合もある.伝統的な複式発酵で,酢酸発酵は酢醅(すばい)を添加した固体発酵である.② 鎮江(ちんこう)香醋(こうず)(Zhenjiang Aromatic Vinegar)は1850年に始まり,粳米(うるちまい)を原料とした

液体低温糖化，液体アルコール発酵，固体酢酸発酵工程で，大甕に酒糟と水を入れて糠を表面に敷く伝統的発酵法であり，酒薬には，*Rhizopus*, *Mucor*, 米曲菌（*A. oryzae*）や黒麹菌を用い，最近はもち米を原料とする醸造元が多い．③ 四川麩醋(しふすま)（Sichuan Bran Vinegar）は，粉砕米を原料とし，麩麹により糖化発酵している．薬麹には陳皮(ちんぴ)，甘草(かんぞう)，山椒(さんしょう)，蒼朮(そうじゅつ)，川芎(せんきゅう)などの漢方薬を加えている．④ 福建紅麹老醋(ふくけんべにこうじろうす)（Fujian Monascus Vinegar）は永春老醋とも称され，北宋代（960～1127）に遡るという．もち米，晩稲，紅麹，砂糖，胡麻を使用している．紅麹（*Monascus*）による糖化後，アルコール発酵，酢酸発酵を行う．甕の中に竹籠を入れて酒液を取り出すのは，『斉民要術』の糟糠醋法と同じである．酢酸発酵は天然から混入する酢酸菌を利用している．⑤ 四川保寧醋は，粳米(うるちまい)と麩(ふすま)を原料とし，糖化は麩のアミラーゼを利用している．ヤナギタデを主とした漢方薬や陳皮，紫蘇，桂皮，ケイガイなどの香辛料を含む薬麹を甕に添加する．四川省では今も野生の酢酸菌で酢酸発酵を行っている．

台湾では，日本的な米酢や黒酢（Murooka *et al.*, 2009）の他にメイ，林檎，桑，ミカン，レモン，パイナップルなど多くの果実醋が醸造されている（Ou & Chan, 2009）．

〔室岡義勝〕

謝辞：中国食酢に関する写真などを提供いただいた華中農業大学の陳福生（Cheng Fusheng）教授に感謝する．また，『斉民要術』の原本は難解な部分があり，田中静一，小崎道雄氏らの訳を参考にさせていただいた．

文　　献

Brown, A. J. (1886). *J. Chem. Soc.*, **49**, 172.
Calmette, L. C. A. (1892). *Annual Inst. Pasteur*, **6**, 604-620.
Chen, F. *et al.* (2009) in *Vinegars of the World* (Solier, L. & Giudici, p. eds.), pp. 243-259, Springer.
包(Bo)　啓安(Thi-An)　（1988a）．醸協, **83**, 462-471.
包　啓安　（1988b）．醸協, **83**, 534-542
馬(ま)　桂華(けいか)　（2002a）．*New Food Industry*, **44**, 37-43.
馬　桂華　（2002b）．*New Food Industry*, **45**, 39-48.
馬　桂華　（2002c）．*New Food Industry*, **46**, 25-34.
真柳　誠（1989）．薬史学雑誌, **24**, 37-46.
Mazza, S. & Murooka, Y. (2009). in *Vinegars of the World* (Solier, L. & Giudici, P. eds.), pp. 17-39, Springer.
Murooka, Y. *et al.* (2009). in *Vinegars of the World* (Solier, L. & Giudici, P. eds.), pp. 121-133, Springer.

Ou, A. S-M. & Chan, R-C. (2009). in *Vinegars of the World* (Solier, L. & Giudici, P. eds.), pp. 223-242, Springer.
田中静一他編訳 (1997). 斉民要術. 雄山閣出版.

◆ 1.3 日本の酢の歴史と文化 ◆

1.3.1 日本の酢の歴史

　日本の酢は，3世紀応神天皇の時代に，中国から酒を造る技術と前後して伝えられたといわれている.『古事記』の応神天皇の項に，秦から渡来した人が酒を造って献じたという記事がある.「また酒を醸むことを知れる人，名は仁番，またの名は須須許理(すすこり)など，まゐ渡り来つ．かれこの須須許理，大御酒(おおみき)を醸み献りき．ここに天皇，この献れる大御酒にうらげて，御歌よみしたまひしく，須須許理が/醸みき御酒に/われ酔いにけり/事無酒咲酒(ことなぐしゑぐし)に/われ酔いにけり」．主として和泉の国（現在の大阪府南部）で造られるようになったのが始まりであるといわれている．以後，和泉では酢造りは鎌倉・室町時代を通じて引き継がれ洗練されて酢の代表的産地となり，「いずみ酢」の名は後代まで伝わっていく．

　「酢」の文字が現れる最も古いものは，藤原京跡から出土した木簡であり，木簡に「酢」という文字が書かれている．また，平城京などの宮跡から出土した木簡や土器にも，小豆・塩・醤(ひしほ)・末醤(みそ)などとともに，「酢」「中酢」「吉酢」「酢滓」酢の名前も記されており，少なくとも都ではすでに酢がかなり流通していたことがわかる．

　日本では最古の酢に関する記述は，奈良時代の万葉集巻といわれている．万葉集巻16には，酢，醤，蒜，鯛，水葱を詠む歌として　醤酢に蒜搗(な)き合てて鯛願う吾にな見せそ水葱の羹(あつもの)（醤と酢と野蒜を混ぜたたれで鯛を食べたい）と酢を詠んだ歌が載せられている．また，養老律令（718年）には，作酒司(さけのつかさ)が，酒とともに酢を造ったことが記されている．

　奈良時代の伊豆国正税帳（天平11年）には「酒」とある項に「酢分」という字があり，これから変敗酒を酢として用いていたことが窺える．平安時代の辞書『和名抄』には，酢について「俗に苦酒という．…酢をカラサケとなすはこの類なり」とあり，酢は当時「苦酒」と書いて「から酒」と読んでいたことがわかり，

このことからも，酢が酒の変化したものと捉えられていたことがわかる．平安時代には，酢の種類も増え，米酢や酒酢の他，梅酢，菖蒲酢，果実酢なども使われていたようである．

江戸時代になると，酢は「諸州の家々」で盛んに造られるようになる．中でも和泉酢が上質の酢として畿内で販売されていたが，元禄期には和泉酢の製法が各地に伝播し，駿河国や相模国に特産地が生れた．これら特産地の「三所の酢」は，それぞれ技法を工夫して独特の風味を持つ酢が醸造されていった．

1.3.2　日本の酢と食文化
a.　古　代

日本の食生活は，古代から肉食が禁じられたことにより独自の発展を遂げてきた．天武天皇は仏教に深く帰依し，その教義を励行するために詔令を出して肉食を禁じた．これによって，飼育動物・野生動物にかかわらず，ほとんどすべての陸上動物の食用が禁止された．このため，日本では後の時代における魚食の洗練が主として海魚の加工品によって起こった．ただし，当時の首都は飛鳥，奈良，京都いずれも内陸部にあり，夏期には新鮮な海魚類は望めない状態であった．そのため，生の魚介類を特に尊いとする思考が形成され定着していき，特に，季節を問わず新鮮な状態で入手できるコイなど淡水魚が貴重なものとされるようになった．

酢は，それらを食する際の調味料の1つとして用いられた．ただし，古代においては高級調味料であり，奈良時代には，朝廷や貴族など高貴な人々の間でのみ用いられていた．平安時代の貴族の宴会のメニューをみると，当時は煮物などの調味料理はほとんどなく，それぞれの客の手元には，醤，塩，酢，酒の小皿が置かれ，「四種器」と呼ばれ，客は干し物や生ものをこれらにつけて食べた（図1.9）．特に酢は，川魚の醒臭や加工海水魚のアミノ臭を改善するので，大変魅力的な卓上調味料であったと考えられる．ただし，四種器が揃っているのは正客の前だけであり，三位以上の陪客には酒がなく，それ以下の人々には醤もなく，塩と酢だけであった．酢は塩と並んで，日本古代の味覚を代表していたといえる．なお，藤原（九条）兼実の日記には，四種器について「四種器，酢，酒，塩，醤．あるいは，醤を止めて，色利(いろり)を使う」とある．そして，「色利とは，大豆を煎(い)りたる

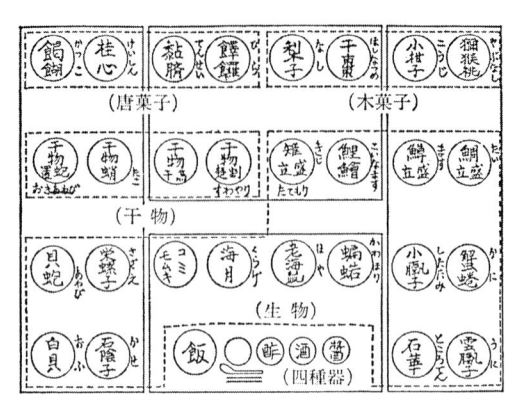

図1.9 平安時代貴族の宴会，正客用（1116年）（森末・菊地，1971）

汁なり，或は魚を煎りたる汁なり」と注していることから，「いろり（煎汁）」とは豆や魚の煮汁であり，特にカツオの煮汁（堅魚煎汁）が珍重されていた．肉食が禁じられた日本では，うま味を調味料として加える独特の文化が発達し，調味料として酢や塩とともに「だし」が古くから用いられていたことは興味深い．

b. 鎌倉時代

鎌倉時代になると，武士政権のもとで公家の勢力は急速に衰えていったが，公家たちはかつての王朝栄華が忘れられず，「有職故実」の研究が盛んになり，飲食の作法や調理の仕方は，いっそうやかましくなった．公家の正式の食事は，一例によれば，「一献 蟹蜷（かうな），老海鼠（はや），酢，塩．二献 焼き蛸，蒸鮑（あわび），楚割（すわやり）（魚の干し肉を細かく割いたもの）」となり，公家が武士にふるまいをするときには，これを簡略にして「打鮑，海月（くらげ），酢，塩」，武士の酒肴は「打鮑，海月，梅干，酢，塩」というものだった．公家，武士ともに，酢は重要で不可欠の調味料となっていた．梅干は僧家でよく用いられた肴であり，ここでも酸味が珍重されていた．

c. 室町時代

室町時代になると，酢を調味料として使う食べ物が増え，それに伴って，酢の消費量も増えていった．南北朝期に成立したといわれる『庭訓往来』には，覚えるべき様々な日常語が並べられているが，その中の精進料理の項目に「酢漬茗荷」や「差酢若布（さしすのわかめ）」など酢を使った副食物がみられる．

「なます」は，日本古代の最初の積極的に酢を利用した料理である．中国では

古くから，細く切った生肉を酢などで味付けして食べる「膾」という料理があった．「人口に膾炙す」（生肉やあぶり肉が美味であり人に賞玩されるように，広く人に知れわたること）という成句もあり，大変好まれていた．しかしながら，日本では獣肉の食用が禁止されたために，魚介類を細く切ったものを，「鱠」と書いて「なます」と読んだ．

『日本書紀』には，景行天皇が日本武尊を失った悲しみを癒すために，諸国を巡行した途次，淡の水門（東京湾の入口付近）にさしかかったとき，「この時に覚賀鳥の声を聞かして，その鳥の形を見ま欲しみして，尋めて海中に出でまし，仍りて白蛤を得たまひき．ここに膳臣の遠祖名は磐鹿六雁，蒲をたすきとし，白蛤を膾に為りて進りき．故六雁の臣の功を美めて膳の大伴部を賜ひき」の記事があるが，ここで料理のはじめとして「なます」が登場している．

古代の鱠は魚肉を細く切ったものであったが，室町時代にはうすく細かく切った生の魚肉を酢で和えた物を「鱠」というようになった．慶長（1596～1611）の初め頃，朝鮮の通信使として来日した黄慎は日記の中に日本の食事を「毎朝三合米，菜羹一杯，魚鱠，醤蓍，数三品に過ざるのみ．膾また極めて麁硬にして，小指大の如し，一様ただ五，六畳を盛り，醋（酢）を以って之を和す」とあり，小指ほどの大きさに切ったものを酢で和えて食べるものであった．ほぼ古代からの鱠の姿が残っていると考えられる．その後，時代とともに材料に野菜類が加えられ，さらに野菜だけの鱠が工夫されていき，今日では「なます」といえば大根と人参を用いた精進鱠のことを指すようになった．

室町時代後半になると，魚介類を中心とした生ものの調理法が発達し，鱠の他に，刺身，和え物などが盛んに食べられるようになった．中でも，酢はそれら料理の重要な役割を担うようになっていった．「さしみ」という語が初めて現れたのは『中原康富記』の室町時代の文安五（1448）年の条で，「鯛の指身」として現れる．当時の「さしみ」は，鱠同様酢で調味したものであるが，鱠との違いはその切り方にあったとされる．例えば，「サシ味（さしみ）之事，鯉ハワサビス（山葵酢），鯛ハ生姜ズ（酢），鱸ナラバ蓼ズ，フカハミカシラノス（実芥子の酢），エイモミカシラノス，王余魚（かれい）ハヌタズ」（四条流包丁書）と，魚にあわせて調味された酢味噌，山葵酢，胡桃酢，辛子酢，ぬた酢など，様々な「合せ酢」が使われるようになった．生魚のスライスを醤油とワサビに付けて食べる今

日の「刺身」は，江戸時代以降のものである．

江戸時代の初めには，古代の鱠と同じくワサビ酢，ショウガ酢，タデ酢などで食べられており，後には多彩な鱠が工夫されていった．また，鱠用のソースとして「ぬた（饅）」があり「ぬた鱠」「ぬた和え」と呼ばれた．初期には枝豆を煮てすり，酒粕をまぜたものを，酢で和えた魚などに合わせたり，酒粕と塩を酢ですり伸ばしてかけていたらしい．江戸時代の中ごろに味噌と酢を主材料にするものになった．「ぬた」は沼田の意味と考えられ，その独特のとろ味が泥深い田になぞらえられ，好まれたのであろう．青がらしまたは菜をすりつぶして同様に造ったものを「青ぬた」といった．ぬた鱠は魚介類の他，野菜類にも応用され，今日のいろいろな「酢味噌和え」につながっている．

d. 江戸時代

江戸時代には醤油の完成とともに生魚のスライスを醤油とワサビに付けて食べる今日の「刺身」が現れ，魚の生食法は鱠から刺身へ，すなわち，魚介類の調味料はタデ酢から醤油とワサビへと移っていった．酢としては，タデ酢，ショウガ酢，カラシ酢，ゴマ酢の他，味噌酢，二杯酢，三杯酢など味噌や醤油との「和え酢」が工夫されて盛んに用いられていく．単一の調味料としてではなく，他の調味料が加えられて酢の使われ方が多様化していくのである．それら「合わせ酢」は，この時代以降工夫され多様化していく（表1.4）．

酢を用いた料理に，「すむつかり」がある．栃木県を中心とする関東一円の郷土料理である．「しもつかれ」と呼ばれることも多く，しもずかれ，しみつかれ，など様々な呼び名がある．各家庭で造り，初午の日に稲荷神社に供える行事食であるが，現在では時期になるとスーパーマーケットなどでも販売している．その語源は種々の説があるが，鎌倉初期の『宇治拾遺物語』には，以下のような記載がある．

比叡山の僧都慈恵が近江の浅井の郡司に請じられたとき，大豆を炒って酢をかけているのをみて，「なぜ酢をかけるのか」と問うと，郡司は「温かなるとき，酢をかくれば，すむつかりとてにがみてよくはさまるる也，然らざればすべりてはさまれぬ也」（炒りたての熱い大豆に酢をかけると皮が寄って皺ができるので，箸で挟みやすくなる）と答えた．

すむつかりの造り方は，大根の鬼おろし，いり豆，氷頭（鮭の頭），人参，油揚げ，

1.3 日本の酢の歴史と文化

表 1.4 日本の合わせ酢（畑耕一郎）

名称	材料	作り方，用途
甘酢	酢 100 cc，水 100 cc，砂糖 45 g，塩少々	はじかみショウガ，ショウガ，カブ，レンコン，ダイコン，ラッキョウなどの酢漬け．
二杯酢	酢 100 cc，濃い口醤油 100 cc，だし汁（または煮切り酒）150 cc	カニ，タコ，カキなどの魚介類の酢の物，焼き魚のつけ酢．
三杯酢	酢 100 cc，濃い口醤油 30 cc，砂糖 25 g，だし汁 150 cc	二杯酢と同じ．
土佐酢	酢 200 cc，濃い口醤油 40 cc，砂糖 20 g，みりん 30 cc，だし汁 100 cc，塩少々，カツオブシ 5 g	カツオブシを除く材料を火にかけ沸騰寸前にカツオブシを加えて火を止め，布ごしし冷ます．
ポンズ醤油	スダチ搾り汁 200 cc，酢 150 cc，濃い口醤油 200 cc，溜り醤油 30 cc，煮切りみりん 50 cc，昆布 10 g，カツオブシ 10 g	材料を合わせて1日置いて布ごしする．びんに入れ冷暗所に 2,3ヶ月置く．スダチの味をみて調合を変える．鍋物，白身の魚の薄作りなどに合う．
ワサビ酢	二杯酢（または三杯酢），ワサビ	ワサビはおろすか細切りにして加える．
梅肉酢	梅干しの果肉 150 g，みりん 10 cc，砂糖小さじ 1，薄口醤油 5 cc	材料を合わせて 1～2 週間置き，使用の都度だし汁や煮切り酒で濃度を調節する．白身魚の刺し身のつけ酢，貝類，ユリ根，ウドなどの和え物に．
吉野酢	二杯酢（または三杯酢，土佐酢，甘酢），水溶きくず粉（水 3 対くず粉 1）	合わせ酢を火にかけ沸騰しかけたら水溶きのくず粉を加え，ただちに鍋を水につけて冷やす．酢の物に，またすしに塗って艶出しに用い，照り酢ともいう．
黄身酢	卵黄 3 個分，酢 15 cc，みりん 15 cc，砂糖 10 g，薄口醤油 5 cc，だし汁 45 cc	材料をすべて合わせて湯煎にかけ，とろりとしてきたら裏ごしにかける．白身の魚，エビ，カニ，貝類などを和える．
ゴマ酢	白むきゴマ大さじ 4，砂糖小さじ 1，みりん 5 cc，薄口醤油 10 cc，酢 5 cc，だし汁 30 cc	よく炒ったゴマを半ずりにし，材料を合わせる．用途は黄身酢とほぼ同じだが，さらにアジ，サバなど癖のあるものにも合う．
南蛮酢	酢 200 cc，砂糖 30 g，みりん 30 cc，薄口醤油 30 cc，濃い口醤油 15 cc，だし汁 150 cc，タカノツメ小 2 本，青ネギ 1 本	調味料をすべて合わせ，これに焼き目をつけて 3,4 cm に切ったネギ（または油焼きネギ）と種を除いて刻んだタカノツメを加える．小魚や鶏肉を揚げたものなどの漬け汁．
カラシ酢	二杯酢（または三杯酢），溶きガラシ	
柚香酢	二杯酢（または三杯酢，甘酢，土佐酢），ユズ皮のおろし	
タデ酢	二杯酢（または三杯酢）200 cc，タデの葉 2 束，飯粒大さじ山 1，水少量	タデは細かく刻んでから飯粒と水を加えてとろみがつくまですりつぶす．使用前に二杯酢か三杯酢でのばす．アユの塩焼きのつけ酢，別名鮎蓼．
木の芽酢	二杯酢（または三杯酢），木の芽 2 箱，飯粒大さじ山 1，青よせ（ゆでたホウレンソウの裏ごし）少量	木の芽をすり鉢でよくすり，飯粒を入れてさらにする．青よせを少しずつ入れて色の調整をし，二杯酢か三杯酢でのばす．
ウニ酢	生ウニ 60 g，土佐酢 200 cc，卵黄 2 個分，（レモンかスダチの搾り汁）	生ウニを裏ごしして卵黄を合わせたものに土佐酢を加える．癖のない材料に用いる．

名　称	材　料	作り方，用途
肝　　酢	白身魚の肝 80 g，二杯酢（または三杯酢，土佐酢，黄身酢）200 cc	うす塩をしてしばらく置いた肝をゆでて裏ごしし，合わせ酢と合わせる．
松　前　酢	二杯酢（または三杯酢，甘酢）200 cc，昆布 10 g	合わせ酢に昆布を漬け込んで5,6時間置く．
加　減　酢	レモン汁 100 cc，濃い口醤油 100 cc，酢 20 cc，煮切りみりん 30 cc	加減醤油ともいう．そぎ作り，ひと塩の細作りなどの掛け酢．
す　し　酢	酢 200 cc，砂糖 120 g，塩 30 g，昆布 10 g	材料を合わせて一煮立ちさせて冷やす．または材料を合わせて砂糖，塩を溶かして1日置き，昆布を取り出して冷暗所に保存する．
白　　酢	豆腐 1 丁，砂糖 15 g，みりん 10 c，塩少量，酢 20 cc，薄口醤油 5 cc，あたりゴマ少量	重しをして水気を切った豆腐を裏ごしして，残りの調味料を加えてする．煮しめたシイタケ，カンピョウなどの野菜をあえる．
ゴマ白酢	白酢の分量に，あたりゴマを多くしたもの	白酢に同じ．
利　久　酢	白酢，抹茶	白酢に水溶きの抹茶を加えたもの．うす味の貝類，エビ，鶏などを和える．
みぞれ酢	二杯酢（または三杯酢，土佐酢），ダイコン，カブ，ウド，キュウリのおろし	合わせ酢に，水分を適度に切ったおろしを加える．カキ，ナマコなど味のしみにくいもの用．
カラシ酢味噌（和え物用）	白玉味噌 200 g，練りガラシ小さじ 1，酢 70 cc，卵黄 1 個分，薄口醤油 5 cc	材料を合わせてから，だし汁で木杓子から固まって落ちる程度の硬さに調節する．
カラシ酢味噌（刺身用）	白味噌 200 g，練りガラシ小さじ 1，酢 90 cc，卵黄 1 個分，薄口醤油 5 cc	材料を合わせてから，だし汁で木杓子から，ぽたぽた落ちる程度の硬さに調節する．

酒粕などを酢で煮込み，次に少量の醤油と砂糖を加えてさらに煮込んで完成させる．酢は調味料としての他，保存のためにも用いられたと考えられる．

1.3.3　すし文化と酢

日本では古来魚などを塩漬けにして保存性向上させていた．平安時代の『延喜式』（927 年）「主計式」には諸国からの貢納品が記されており，鮓・鮨の語を多く見出すことができる．16 世紀頃に，発酵性を高めるため，炊いた米・塩とともに保存する「慣れずし」が造られてきた．つまり，塩漬けにした魚を米飯に漬けておくと，自然に発酵して生じた乳酸が，その他の腐敗菌の繁殖をおさえ，魚肉に浸透した乳酸によって魚がすっぱくなる．この間に魚自体も自己消化を起こし，タンパク質を分解してうま味のあるアミノ酸などを作り出し独特の風味を醸し出すので，魚をおいしく食べられる，というものだ．現在にも残っているものとして，琵琶湖周辺の鮒ずし，日本海地方のかぶらずし，福井のへしこなどが有

名である．保存性向上のためであり，米とともに魚を食べるというものではなかった．

室町時代になると，魚の貯蔵よりもすっぱい味を楽しむことに重点が移ってきた．こうして生れたのが，漬け込む日数を短くした「生馴（なまなれ）」の製法である．漬け込む期間は，数日から一ヶ月である．つまり，米飯に酸味が少し出たところで魚も米飯もいっしょに食べるもので，今でも有名な奈良県吉野の鮎の生なれや和歌山県の鯖の馴れずしが，その名残である．

江戸時代になると，時間と手間を省略する即席化が図られ，酢を使う方法が考案された．酢を使う箱ずしや巻きずし，ちらしずしなど様々な鮨を生み出し，大阪や江戸で箱型の枠に詰めた押しずしが流行したが，その中で，文化文政年間に試行錯誤の中から，魚を酢飯にのせた握り鮨が江戸で誕生した．すでに1600年代からは酢を用いた例が散見されるようになる．寿司に酢が使われ，酢の醸造技術も進んできており，関西では，魚と飯をともに押した押し寿司が造られるようになった．大阪のバッテラ，京都の鯖の棒寿司，富山の鱒寿司などが有名である．

200年後，寿司はまた大変革を遂げることになる．文化元（1804）年に今の愛知県半田市で，初代中埜又左衛門により酒粕を原料とした酒粕酢が生れた（図1.10）．酒を造る際に大量にできる酒粕のリサイクルから思いつかれた．この酢は半田の港から海運により江戸の町に運ばれた．一方，江戸時代後期（1820年代）には，炊いた米に酢を混ぜ，魚とともに食べる早寿司と呼ばれる寿司が現れた．華屋与兵衛が最初といわれている．この早寿司は，酒

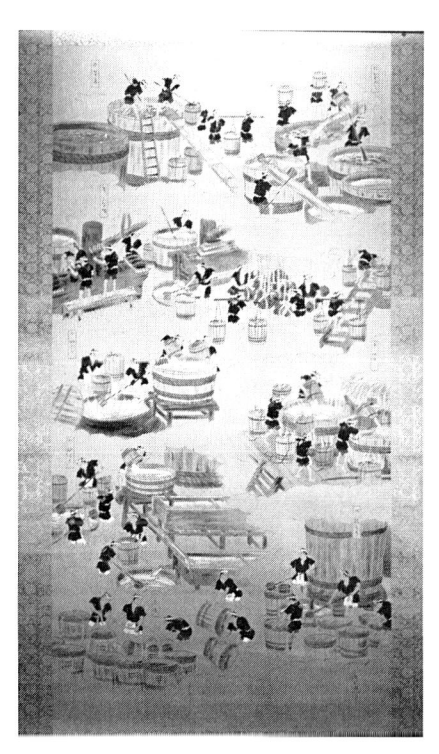

図1.10 江戸時代の酢造り
（(株)ミツカングループ本社提供）

粕酢を用いることにより大量に作ることが可能になり，一気に江戸の文化として定着した．江戸前（江戸の前＝現在の東京湾）の魚介類と海苔を使用する江戸前寿司は，江戸中の屋台で売られるようになった．なお，この頃の握り寿司はおにぎりのような大きさであり，食事というよりはおやつの位置づけとなっていた．

江戸前寿司は，当初は魚を酢〆や醤油漬（いわゆる「づけ」）など，加工して保存性を高めて供せられた．近年，冷蔵技術の発達により，寿司のネタとして生の魚が中心になってきた．魚を生で食べる日本の文化は，世界でも珍しいといえ，酢・醤油・わさびといった日本独特の調味料・香辛料が果たしている役割も大きい．

寿司は，このように日本を代表する食文化であるが，一方で世界でも人気を博すようになってきた．寿司がグローバルな食べ物として認知されるようになった震源地はニューヨークであった．1970年代後半から80年代にかけてのことである．60年代からすでにニューヨークや西海岸の都市で日本食レストランのオープンが相次ぎ，ちょっとした日本食ブームが起きていた．ただし，その頃の主役は寿司ではなく，すき焼きや天ぷらが大人気であった．しかしながら，1977年に発表された「マクガバン・レポート」では，肥満などが原因の生活習慣病の急増を抑制するための対策として，肉を減らして魚を増やす，穀物を増やすといった食事の改善目標があげられていた．そこでクローズアップされたのが，当時，平均寿命の長さが注目されていた日本式の食事であり，日本食イコール，ヘルシーというイメージが流布された．そうした流れの中で，米と魚を組み合わせた寿司は，低脂肪・低カロリーの健康食として一躍脚光を浴びることとなった．

寿司店は欧米では「すしバー」と呼ばれていたが，すしバーでは日本の江戸前寿司を出すだけでなく，カルフォルニアロールに代表される，独自にアレンジされた料理も提供されるようになった．現在では，手軽につまめるファストフードとしても受け容れられ，世界各地で回転寿司店がみられるなど，寿司は「日本発の世界食」となったといえる． 〔外内尚人〕

文　献

森末義彰・菊地勇次郎（1971）．改訂食物史，第一出版．
日本福祉大学知多半島総合研究所博物館「酢の里」共編著（1998）．酢・酒と日本の食文化，中央公論社．
奥村彪生監修・岩崎信也著（2003）．世界に広がる日本の酢の文化，企画ミツカングループ．

1.4 食酢の社会学

酢は人類が造った最古の調味料といわれており，我が国でも飛島時代の大宝律令に酢の専門部署が設置されたことが記されているが，当時は酢が貴重で使用者も限られていた．広く使われるようになったのは江戸時代に米酢や粕酢の大量生産技術が確立されてからである．大正時代になると酢酸が輸入され合成酢も出回るようになるが，戦時下の食料不足で米の使用が禁止され合成酢の時代になった．戦後，醸造酢の生産も復活したが合成酢を上回るようになったのは後述するように 1960 年代末のことである（柳田，1980）．

図 1.10 は昭和初期からの生産量の推移である．1960 年頃までは 10 万 kl 程度であった生産量も高度経済成長に伴って増加傾向となり，1995 年には 40 万 kl を超え，その後は，増減はあるものの安定的に推移している．

半世紀足らずの期間で我が国の食酢生産量が大きく増加した要因については

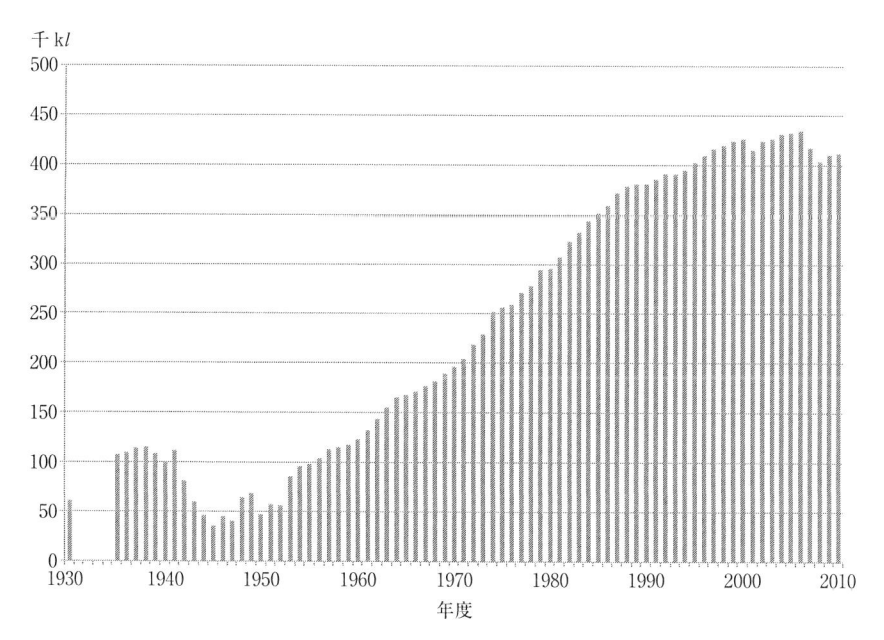

図 1.10　食酢生産量の推移（農林水産省調べ）

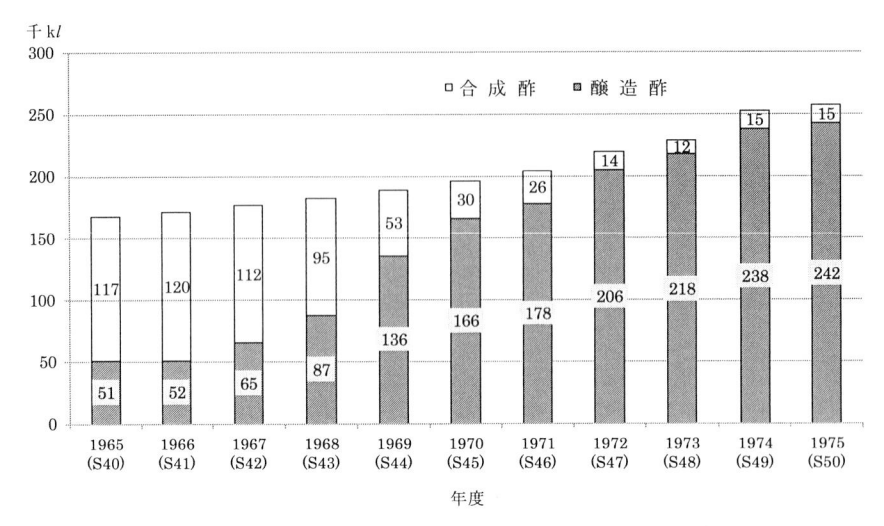

図 1.11 昭和 40 年代における食酢生産の推移（農林水産省調べ）

様々なことが考えられるが，ここでは統計資料に拠りながら考察したい．

(合成酢から醸造酢への転換)

今日我が国で食酢といえば一般的には醸造酢のことであるが，図 1.11 に示すように 1960 年代末に合成酢から醸造酢への転換が行われるまでは合成酢が生産量の過半を占めていた．

この転換が行われた背景には，高度経済成長により国民の消費生活が高度化・多様化する中で次第に消費者意識が高まり，食品に対しても適切な表示が求められるようになったことに加えて，食酢業界においても表示のあるべき姿の構築に向けた検討を重ねていた（この成果は 1970 年に「食酢の表示に関する公正競争規約」として告示された）ことが相乗的に作用し，食酢の品質向上に向けた企業努力が加速されたことがあると思われる．

1.4.1 国内生産の動向

我が国の食酢生産は，先述したように 1960 年頃から増加傾向となり 1995 年に 40 万 l に達した前後から安定的に推移している（図 1.10 参照）．前半の高度経済成長期においては食生活が次第に高度化・多様化し，これまでの和食を中心としたものに洋風料理，エスニック料理などが加わることで，潜在的な食酢需要が喚

起されたことで生産を拡大したと思われる．また，後半は景気低迷期に重なるが消費者の健康志向の高まりもあり生産が下支えられたと思われるが，表1.5で他の調味料の生産状況との比較で推察される．

表1.4の国内生産量をみれば，生産の大宗を醸造酢が占め，合成酢は1％未満に過ぎない状況が示されているが，今後もこの傾向にあると思われる．

醸造酢のうち米酢などの穀物酢は，家庭や外食店などで調理用に使われ我が国の醸造酢を代表しているが，家庭消費の落ち込みなどで需要が低下傾向にあり，人口減少や単身世帯の増加などの社会環境の変化を踏まえれば，さらなる低下も

表1.4 食酢の国内生産量などの推移

(単位：千 kl)

年 度	国 内 生 産 量							貿易量		国内供給量 (A-B)+C	1人当たり消費量 (ml)
	醸 造 酢					合成酢	合計 A	輸出 B	輸入 C		
	穀 物 酢			果実酢	その他	計						
	米酢	黒酢	その他	小計								
1976 (S51)	18.6	-	32.4	51.0	6.9	187.6	245.5	13.6	259.1	0.9	0.2	258.4	2,304
1980 (S55)	32.6	-	44.8	77.4	9.5	200.8	287.7	8.2	295.9	1.2	0.4	295.1	2,539
1985 (S60)	52.8	-	146.2	199.0	16.5	127.5	343.0	8.4	351.4	2.4	0.5	349.6	2,913
1990 (H2)	56.0	-	146.6	202.6	19.9	151.6	374.1	7.7	381.8	1.6	0.6	380.8	3,103
1995 (H7)	56.7	-	148.7	205.4	22.9	169.0	397.3	5.2	402.5	2.7	1.1	400.9	3,216
2000 (H12)	58.8	-	151.8	210.5	22.8	190.2	423.6	3.0	426.6	5.2	2.4	423.8	3,361
2005 (H17)	57.0	16.8	139.5	213.3	23.1	194.5	430.9	2.0	432.9	8.1	4.8	429.5	3,386
2010 (H22)	49.0	11.7	122.9	183.6	24.8	202.1	410.5	1.4	411.9	11.8	3.0	403.1	3,172

国内生産量は，農林水産省調べ（2009年度以降は，全国食酢協会中央会による推計値），黒酢には米黒酢および大麦黒酢を含む．
貿易量は，財務省「貿易統計」
1人当たり消費量は，総務省「住民基本台帳人口の推移」に基づき試算

表1.5 各種調味料の生産量

年度	食 酢		醤 油		味 噌		砂 糖	
	千 kl	指 数	千 kl	指 数	千 t	指 数	千 t	指 数
1985	351	100.0	1,214	100.0	655	100.0	2,676	100.0
1990	382	108.8	1,190	98.0	606	92.5	2,710	101.3
1995	403	114.8	1,133	93.3	567	86.6	2,666	99.6
2000	427	121.7	1,049	86.4	554	84.6	2,577	96.3
2005	433	123.4	923	76.0	505	77.1	2,544	95.1
2010	412	117.4	829	68.3	463	70.7	2,453	91.7

食酢は，農林水産省調べの生産量（2009年度以降は，全国食酢協会中央会による推計値）
醤油，味噌，砂糖は，農林水産省「食料需給表（国内消費仕向け量）」

懸念される．なお，黒酢については，飲用などに根強い需要が見込まれるものの景気低迷の影響を受けやすく生産が伸び悩んでいる．

また，果実酢は，消費者の健康志向の高まりなどでドレッシング用や飲用での需要が見込めるが 2.5 万 kl 程度で推移している．

一方，アルコールを主な原料とする「その他の醸造酢」は，その汎用性からすし酢などの調味酢やドレッシング類，ソース類をはじめとする各種調味食品の原材料に多用され 2010 年度には 20 万 kl を超えたが，今後も調味料需要の増大などで増加が見込まれる．

1.4.2 生産構造と市場規模

我が国の食酢製造業は 40 万 kl を超える生産規模を有するが，それを担う事業者は，事業者団体の会員（180 社）の他に少なくとも数十社あると思われ，全国では 300 社に達するものと推定される．その大半を中小零細企業が占め，ソース類や醤油・味噌製造業などを兼業する場合も少なくない．

表 1.6 の工業統計では，従業者 4 人以上の事業所 265 ヶ所のうち大半（255 ヶ所）は従業者 100 人未満であるが，出荷額の 4 割以上は従業者 100 人以上の事業所（10 ヶ所）が占めている．また，業界誌の推計では大手 10 社で生産量の 8 割を占めている（酒類食品統計月報，2011）．

なお，食酢の市場規模を工業統計（2009 年）でみれば，出荷金額 600 億円，出荷数量約 44 万 kl となっている．

表 1.6 食酢製造業における出荷数量，出荷金額などの推移

(単位：千 kl，億円，ヶ所)

| 年 | 全 国 計 | | | 従 業 者 の 規 模 別 | | | | | | |
| | | | | 4～9 人 | | 10～19 人 | | 20～99 人 | | 100 人以上 | |
	出荷数量	出荷金額	事業所数	出荷金額	事業所数	出荷金額	事業所数	出荷金額	事業所数	出荷金額	事業所数
1998	425.2	573.2	305	31.6	172	38.6	59	263.8	64	239.1	10
2000	442.1	501.6	282	32.6	159	39.2	54	248.9	59	180.9	10
2005	454.8	625.5	282	31.0	153	41.8	50	303.5	69	249.2	10
2009	435.0	593.2	265	25.5	135	46.5	58	259.5	62	261.8	10

経済産業省「工業統計（品目編）」（従業者 4 人以上の事業所）

1.4.3 輸出入の動向

表1.4の食酢の貿易量をみれば，輸出入ともに小規模で国内需給への影響はほとんどないと思われるが，国内生産量の少ない果実酢（特にワインビネガー）に関してはイタリア，フランスなどからの輸入品のシェアが相対的に高いことが推察される．

輸出は1990年に2,000 kl程度であったが，海外の日本食ブームなどもあり順調に増加し2010年には11,000 klを超えており，表1.7に示すように米国向けが過半を占めていたが近年は英国向けが増加している．

一方，輸入は2000年代半ばに6,000 kl近くに達したこともあったが，食品安全問題などで中国産が大幅に減少したこともあり今では3,000 kl程度で推移している．なお，イタリア，フランスなどのワインビネガー（バルサミコ酢を含む）は量的に少ないものの一定の国内市場があり堅調に推移している．

表1.7　食酢の国別貿易実績の推移

【輸出】　　　　　　　　　　　　　　　　　　　　　　　　　　単位：千kl

1990		1995		2000		2005		2008		2009		2010	
相手国	数量	相手国	数量	相手国	数量	相手国	数量	相手国	数量	相手国	数量	相手国	数量
米国	1.2	米国	1.8	米国	2.7	米国	3.1	米国	3.4	米国	3.1	米国	3.2
カナダ	0.1	香港	0.2	中国	0.5	中国	1.2	英国	1.1	香港	1.1	英国	1.8
香港	0.1	カナダ	0.1	香港	0.3	香港	0.6	中国	1.1	英国	1.0	中国	1.1
台湾	0.1	中国	0.1	オーストラリア	0.3	オーストラリア	0.5	香港	1.0	オーストラリア	0.9	香港	1.0
オーストラリア	0.0	タイ	0.1	シンガポール	0.2	英国	0.4	オーストラリア	0.7	中国	0.9	オーストラリア	0.9
その他	0.1	その他	0.5	その他	1.2	その他	2.2	その他	3.6	その他	3.5	その他	3.7
計	1.6	計	2.7	計	5.2	計	8.1	計	10.8	計	10.4	計	11.8

【輸入】　　　　　　　　　　　　　　　　　　　　　　　　　　単位：千kl

1990		1995		2000		2005		2008		2009		2010	
相手国	数量	相手国	数量	相手国	数量	相手国	数量	相手国	数量	相手国	数量	相手国	数量
米国	0.2	米国	0.3	イタリア	0.7	中国	2.4	イタリア	0.8	中国	0.8	中国	0.9
フランス	0.2	フランス	0.3	中国	0.5	イタリア	0.8	中国	0.8	イタリア	0.8	イタリア	0.9
スペイン	0.1	イタリア	0.3	米国	0.4	米国	0.5	米国	0.5	フランス	0.4	フランス	0.4
イタリア	0.1	スペイン	0.1	フランス	0.4	フランス	0.4	フランス	0.3	米国	0.3	米国	0.3
中国	0.0	中国	0.1	ブラジル	0.2	ブラジル	0.2	ブラジル	0.3	スペイン	0.2	スペイン	0.2
その他	0.0	その他	0.1	その他	0.2	その他	0.5	その他	0.3	その他	0.2	その他	0.3
計	0.6	計	1.1	計	2.4	計	4.8	計	2.9	計	2.6	計	3.0

財務省「貿易統計」

(食酢の関税)

食酢（関税番号 220900：食酢及び酢酸から得た食酢代用品）を輸入する場合の基本税率は 8 % であるが，一般的には WTO 協定税率 7.5 % が適用される．なお，開発途上国の場合は特恵税率（4.8 %）や特別特恵税率（無税）が適用され，経済連携協定（FTA，EPA など）の締結国であれば国別に異なる税率（無税〜5.5 %）が適用される．

1.4.4 消費動向

表 1.4 に国内供給量に基づいて試算した 1 人当たり消費量を示すが，1990 年以降は 3,000 ml を超えている．この数値は表 1.8 の家計調査における世帯当たり購入数量（家族数約 3 人）よりも多く，食酢が調味料として調理用に使われるだけでなく多様な加工食品の原材料になっている実態を反映した結果と考えられる．

また，表 1.8 では，この 10 年間で食料消費の支出規模が 9 割程度に縮小している中で酢に関しては食料消費支出額の減少による影響を受けることなく堅調に推移しており，家庭料理における酢の必要性を反映した結果と思われる．

一方，地域別の消費傾向については，マスコミなどによる活発な食文化情報の発信，地域間交流の拡大，流通の広域化などもあり次第に平準化されつつあると思われるが，表 1.9 に示されるように東日本（北海道，関東など）よりも沖縄を除く西日本（近畿，四国，九州など）での購入数量が多く，全体としては西高東低の傾向にあると思われる．

この他，用途別の出荷割合を事業者団体では家庭用（3 割），外食店などの業務用（3 割），加工原料用（4 割）と推計しているが，業界誌では家庭用を約 35 % と見込んでいる（酒類食品統計月報）．

表 1.8　家計調査における食料消費支出などの推移

年	食料消費 (単位：円, %)		酢 (単位：円, ml, %)				醤油 (単位：円, ml, %)				味噌 (単位：円, g, %)			
	支出金額	指数	支出金額	指数	購入数量	指数	支出金額	指数	購入数量	指数	支出金額	指数	購入数量	指数
2000	973,680	100.0	1,276	100.0	2,576	100.0	2,608	100.0	9,355	100.0	3,196	100.0	8,204	100.0
2005	902,003	92.6	1,514	118.7	3,153	122.4	2,263	86.8	8,182	87.5	2,695	84.3	7,275	88.7
2010	884,768	90.9	1,297	101.6	2,699	104.8	2,106	80.8	6,948	74.3	2,537	79.4	6,564	80.0

総務省「家計調査」（2 人以上の世帯）

表 1.9 家計調査における酢の地域別購入数量の推移

単位：ml, %

年	北海道		東北		関東		北陸		東海	
	数量	指数	数量	指数	数量	指数	数量	指数	数量	指数
2000	1,880	73.0	2,149	83.4	2,213	85.9	2,438	94.6	2,508	97.4
2005	2,220	70.4	2,977	94.4	3,073	97.5	3,493	110.8	2,523	80.0
2010	2,673	99.0	2,427	89.9	2,491	92.3	3,111	115.3	2,708	100.3

年	近畿		中国		四国		九州		沖縄	
	数量	指数	数量	指数	数量	指数	数量	指数	数量	指数
2000	3,138	121.8	2,960	114.9	3,485	135.3	2,903	112.7	1,476	57.3
2005	3,541	112.3	4,170	132.3	2,994	95.0	3,503	111.1	2,087	66.2
2010	3,140	116.3	2,247	83.3	3,032	112.2	2,951	109.3	1,875	69.5

総務省「家計調査」(2人以上の世帯)
指数は，各年ごとの全国平均に対する百分比

1.4.5 今後の展望

食酢は食べ物に酸味を付けたり，酢漬けや酢〆にすることで食品の嗜好性や保存性を高めるために日常的に使われており，他の調味料や出汁などの様々な食材と組み合わせることで我々の食生活を豊かで潤いのあるものにしている．現在でも生産量の4割以上は各種加工食品の原材料に仕向けられており，次第にその比率を高めてきている実態にある．

これからの需要動向もこの延長上にあると思われるが，我が国の人口が減少し，世帯も小型化する中で，家庭内消費の減退には避けがたいものがあり，現状のままでは食酢需要全体が冷え込むおそれもある．

このため，次第に解明されつつある食酢の持つ機能性を製品化に生かす取り組みとともに，多様化を求めてやまない様々なジャンルの加工食品の素材として食酢が活用されるよう新規性も含めた商品開発に努めることも重要と思われる．また，これまで食酢製造が根付いていなかった地域においても従来とは異なる新たな発想の下で食酢創りに取り組んでいる事例もあるようなので，今後の展開に期待したい．

〔長町雅美〕

文　　　献

柳田藤治 (1980)．食の科学，**56**, 80-82.
酒類食品統計月報（2011年2月号）p.70.
酒類食品統計月報（2011年2月号）p.68.

2 酢の食品学

❖ 2.1 香気成分・呈味成分・着色成分 ❖

食酢に含まれる一般成分は，総酸，不揮発酸，pH，アルコール，全糖，還元糖，全窒素，アミノ態窒素，エキス分，灰分，比重などで示され，それぞれの食酢の特徴を表すものとなっており，製造時の品質管理の指標となっているものもある．以下では微量であっても品質を大きく左右する香気成分について主に述べる．

2.1.1 香気成分

a. 食酢に含まれる香気成分

食酢の香気成分としては，アルコール類，アルデヒド類，酸類，エステル類など多くの成分が同定されている．表2.1には主な香気成分とその濃度を示した．エチルアルコールは酢酸発酵の原料で，発酵時この残量をゼロとすると一

表2.1 食酢中の香気成分とその濃度

香気成分	米酢	酒粕酢	麦芽酢	リンゴ酢	ブドウ酢	アルコール酢
エチルアルコール	270-3800	660-1600	260-3000	1400-12000	1500-3000	830-1300
プロピルアルコール	0.5	0.6	0.3-32	trace	0.2-0.5	0.4
イソプロピルアルコール	4.5	0.3-4.8	1.7-4.1	2.7-4.1	1.9-4.1	0-3.5
ブチルアルコール	trace	trace-2.2	1.2-110	trace-1.8	trace-2.1	trace-4.4
イソブチルアルコール	43	12-84	23-840	15-240	28-37	3-34
イソアミルアルコール	25	0.7-5.1	2.8-18.2	0.4-8.5	4.9	0.4-1.8
アセトアルデヒド	15-48	5-130	5-1000	13-130	21-50	45
酢酸エチル	22-280	47-665	0-242	66-1000	50-200	53
アセトイン	15-355	8-706	17-9600	17-93	21-51	45
ジアセチル	4-15	0.8-84	3-117	4-9	2-3	2-3

単位, ppm (伊藤, 1978)

2.1 香気成分・呈味成分・着色成分

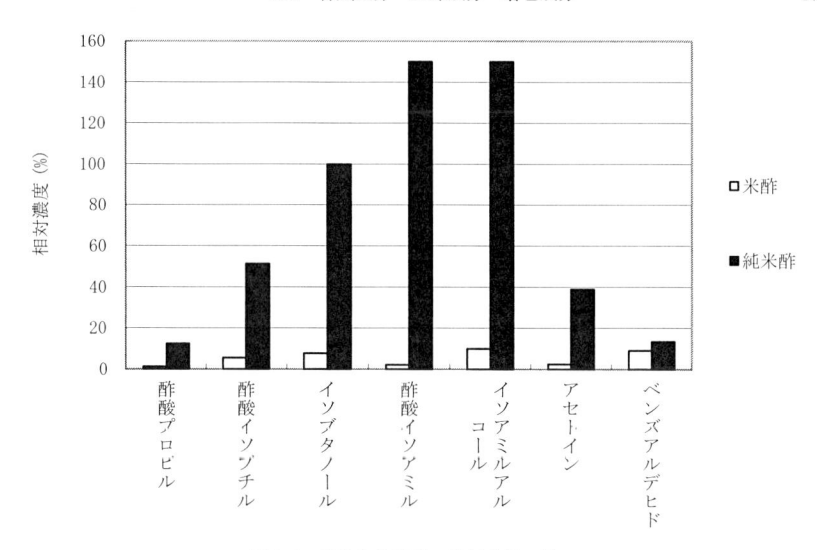

図 2.1 米酢と純米酢の香気成分の違い
純米酢のイソブタノール濃度を 100 % として計算.

表 2.2 食酢中の特徴的な成分の分析値

		穀物酢	純米酢	純玄米黒酢	純リンゴ酢
酸度 (%)		4.2	4.6	4.6	5.0
不揮発酸 (%)		0.4	0.3	0.5	0.2
pH		2.6	3.2	3.3	3.1
糖 (%)	グルコース	1.1	5.9	5.7	0.5
	フラクトース	0.1	0.1	0.1	1.3
有機酸 (mg/100 ml)	酢酸	3900	4300	4200	4700
	グルコン酸	1100	490	290	87
	乳酸	3	21	27	4
	リンゴ酸	3	3	10	250
	クエン酸	1	7	45	10
	コハク酸	2	11	19	27
アミノ酸 (18種) (mg/100 ml)		51	110	490	8
低級脂肪酸	プロピオン酸	—	4	—	1
(mg/100 ml)	イソ酪酸	—	2	10	2
	イソ吉草酸	—	3	5	3
高級アルコール	プロパノール	—	1	—	—
(ppm)	イソブタノール	—	4	6	28
	イソアミルアルコール	—	11	12	74

—，検出せず

(山田, 2006)

般に香りが悪化するため結果的に残すことになり，0.2〜0.3％すなわち2,000〜3,000 ppm含まれることは自然である．それ以上残っているものは酢酸発酵の途中停止や意図的なものが推定される．

酢酸発酵前の仕込液にはエタノール（エチルアルコール）が含まれる．このエタノールに，醸造用アルコール（蒸留アルコール）を用いた米酢もしくは米の酒精発酵液を用いた純米酢について，主な香気成分の違いを簡単にみたものが図2.1である．アルコール類やエステル類は主に酵母によって生成され，これらが純米酢にはより多く含まれることが明白である．豊かな香りという点では純米酢に軍配が上がるが，消費者の香りの嗜好とは必ずしも一致せず，クセのない香りを好む若者層には純米酢は敬遠される傾向にある．

4種の食酢の主な分析値については山田によって提示されており，この中で香気に関係する物質として，低級脂肪酸，高級アルコールとして各々3種が取り上げられている（表2.2）．この高級アルコール3種は不快な臭いではないが，酢酸発酵の際に酢酸菌によって各々酸化され，この低級脂肪酸3種（不快臭）に変換される．

b. 原料・製法による香気成分の違い

上述した高級アルコール3種は酵母によるアルコール発酵によって生成され，純米酢や純リンゴ酢などの醸造酢では，このアルコール発酵液は蒸留されることなく酢酸発酵の仕込みに使用される．イソアミルアルコールは酢酸発酵の際に，酢酸菌の膜結合型のアルコール脱水素酵素およびアルデヒド脱水素酵素によって，顕著な不快臭を示すイソ吉草酸に変換される．このイソアミルアルコールに代表される分岐アルコールの酸化速度のエタノール酸化速度に対する比率が酢酸菌の種類によって異なることが，足立らと多山らの両報告を比較することで明らかになっている．これにより酢酸耐性に優れた深部発酵用の実用酢酸菌は高い分岐アルコール酸化能を有することが明白で，酒精発酵液から香りのよい食酢が安価には製造しにくいことが理論的に説明できる．

酢酸発酵によって，これら高級アルコールが必ず酸化されるのであるなら，これらをほとんど生成せずエタノールのみを蓄積する酵母を入手できないかとの考えも出てくる．しかし，イソアミルアルコールの生成量が少ない酵母は，逆にプロパノールの生成量が多いなど簡単に解決できる課題ではなく，酒精発酵条件の

検討や酵母の広範囲での選択や育種が必要である.

　酢酸発酵開始時に乳酸を多く含むほど,酢酸発酵終了時に多くのアセトインが蓄積してしまうことは古くより知られており,熟成を経ることでジアセチルも濃度が高まることが正井らによって証明されている.アセトインとジアセチルは不快な臭いであるため乳酸菌汚染した原料を持ち込まないことが大切である.ジアセチルは黒酢でのクセのある香りの主たる原因物質であることも確認され,製法の改良によって従来の黒酢での濃度（60〜400 ppm）を5 ppmまで低減できることが大島らによって示されている.

c. 熟成での香り

　多くの醸造食品における熟成とは本来は微生物の関与なしで放置されることと定義されるが,食酢のような比較的安価な醸造品を完全無菌状態や低温下で長期熟成保管することはコスト的に難しいケースもあり,酢酸耐性を持つ酢酸菌の汚染によって香味成分が変化し,特に夏場は製品価値を低下させることがある（酢酸耐性乳酸菌による汚染も可能性はゼロではない）.微生物が関与しない場合でも,一般的には,熟成によって重い香りが強くなり,若者には嫌われる傾向となる.粕酢のような古いイメージの商品では,熟成によって重い香りが強くなっても大きな問題は生じないと思われるが,果実酢のようにフルーティーさが求められる商品では長期の熟成は価値が低下してしまう.一般家庭用の穀物酢・米酢の酸味を軽減させる目的で非常に長期間（1年間以上）熟成させる試みは,熟成に伴い新鮮さをイメージさせる香気成分濃度が低下するため,特定の用途を除き商品価値は低下すると考えた方がよさそうである.酢酸濃度が10％以上の,業務用で用いられる原料加工用の高酸度醸造酢では,酸臭を軽減させるためには数年以上の熟成期間を設定する必要があり,大きなコストアップにつながるため一般的には採用される方法ではない.

　成分の食酢熟成中の変化としては,基本的には化学反応によって増減し,増加する成分としては一般的には,フルフラール,5-メチルフルフラール,マルトール,HMF（ヒドロキシメチルフルフラール）,ジアセチル,エステル類が,減少する成分としては,アルコール類,酸類,エステル類がある.有機酸類とアルコール類との化学反応でエステルが生成される場合もあれば,低沸点化合物のエステルは蒸発によって濃度が減少する場合もあるため,エステルの濃度は条件によっ

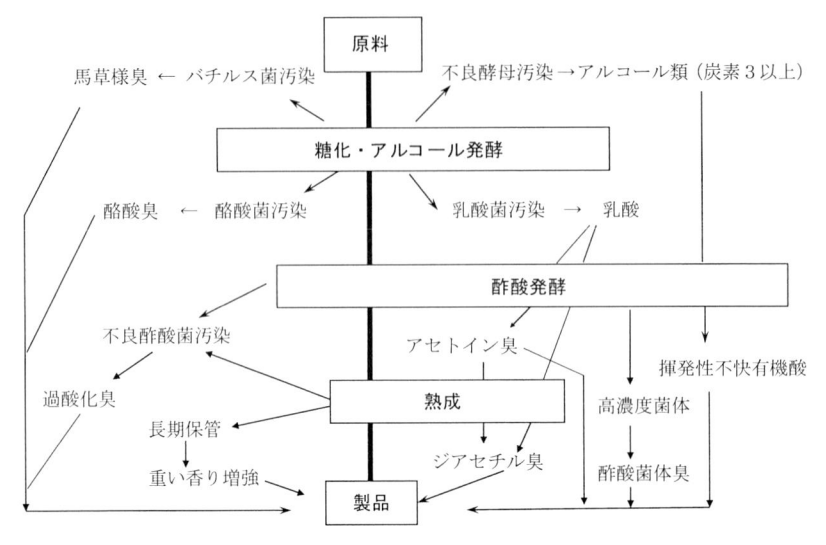

図2.2 食酢の主な悪臭成分の由来

て変わる．糖とアミノ酸によるアミノ-カルボニル反応も当然進行する．

　清酒においては古くから熟成の研究が行われており，1年以上の熟成を経ていくと着色が進行し，老香（ひねか）や雑味・苦味が発生し重厚な味へと変化するとされている．マルトール，ジメチルジスルフィド，ベンズアルデヒド，フルフラール，フェニル酢酸，フェニル酢酸エチルなどの香気成分が長期熟成によって生成されること，香味の重さとHMF濃度との間には正の相関があることが示されている．フルフラール，HMF，マルトールは食酢の重い香りの原因物質として認識されており，食酢中の不快物質としてフェニル酢酸が同定されていることから清酒の知見と合致する部分もある．

　図2.2には，食酢の製造工程・関連微生物と香りとの関係を詳細に明らかにした円谷らの成果を基に，他の知見も組み込みながら悪臭成分の由来についてまとめた．食酢は安価な醸造品であるだけに製造にあまりコストをかけられない事情があり，製造管理で気を抜くと消費者クレームにつながることになる．

2.1.2　呈味成分

　食酢の定義上，主たる有機酸が酢酸であるのは当然である．特徴ある原料を用

いた場合に，その原料由来の有機酸が増えることになるが，そのレベルはわずかであり食酢の味そのものを大きく変えることは難しい．一方，酢酸菌のほとんどがグルコースを酸化してグルコン酸を生成することは古くから知られた知見であり，酢酸存在下であってもグルコース酸化能（グルコン酸発酵能）をある程度有する実用酢酸菌が食酢製造に使用されるに至り，グルコン酸濃度が比較的高い食酢が市場に出ることとなった．家庭用食酢中に1％（W/V）を超えるグルコン酸が含まれることもあり，その際には味の違いがわかる場合もある．

　酸味成分とともに重要な成分は糖質である．果汁を原料とした食酢において果汁由来のフルクトースが多いという特徴がある程度で，その他のほとんどの食酢はグルコースが主たる糖質である．糖質を多く含む食酢は一般的に美味しさとしての評価が高まる傾向にはなるが，① 糖濃度上昇は原料価格を引き上げること，② 微生物汚染防止のため製造管理に神経をより使うことが必要となること，③ 製品中の凝集物の発生や着色が生じやすくなること，④ 飲用用途ではなく調味料としての用途が主であれば調理時に砂糖を若干多めに使用することで対応可能なこと，などの理由から高濃度糖質の食酢はあまり市販されていない．アミノ酸も酸味を緩和することから，精白されていない穀物原料を豊富に使用しタンパクを充分に分解させた黒酢，あるいは酒粕を大量に使用した粕酢などにおいては酸味が軽減されており，クセが少なければ飲用にも適する．表2.3のように，アミノ酸総量として0.5％（W/V）近く含まれ，ミネラルも多く，pHが3を超えることは，飲用を訴求したい黒酢に限れば飲みやすさの点で必要条件の可能性があ

表2.3　食酢中の味に関係した成分の濃度

	リンゴ酢	黒酢 A	黒酢 B
酸度	5.0 %	4.5 %	4.2%
pH	2.7	3.2	3.6
酢酸	4.95 %	4.23 %	4.10%
カルシウム	30 ppm	30 ppm	30 ppm
カリウム	320 ppm	550 ppm	150 ppm
グルコン酸	0.12 %	0.33 %	—
乳酸	—	0.11 %	0.07 %
リンゴ酸	0.16 %	—	—
クエン酸	—	—	—
遊離アミノ酸総量	0.02 %	0.51 %	0.55 %

—．検出せず（<0.01 %）

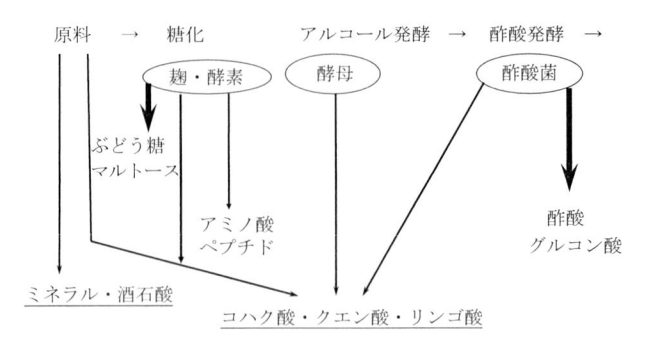

図 2.3 食酢に含まれる主な呈味成分の由来

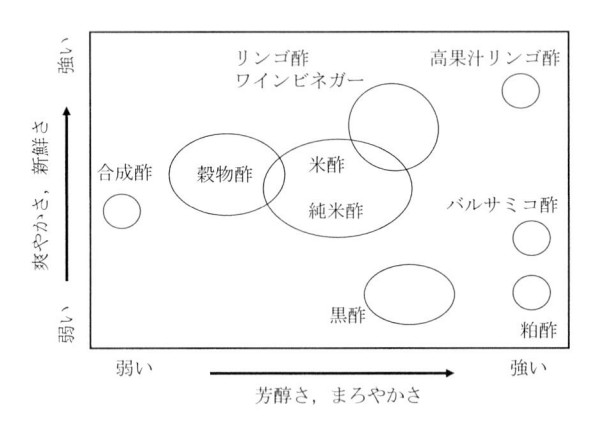

図 2.4 香味による各食酢のマッピング

る．図 2.3 には主な呈味成分の由来について簡潔に記述した．

高価格にもかかわらず市場で生き残っている独特な風味のバルサミコ酢は，ブドウを原料としている点ではワインビネガーと似ているものの，熟成の方法や期間の点で明確に異なる．バルサミコ酢では，ブドウ果汁を煮詰めて濃縮する酢元造りや，発酵や樽での熟成を年単位で行うことが特徴となっている．成分的な特徴としては，糖質含量が高いこと（10 % を超えるものが多い）に加え，酸度表示を大きく下回る酢酸含量であるものも少なくないこと（多山ら，2008），原料の関係から酒石酸やリンゴ酸の割合が多いことであろう．

香味に基づいた各食酢のマッピングを図 2.4 にイメージ図として示した．芳醇さ・まろやかさの点でも，爽やかさ・新鮮さの点でも高得点が得られる食酢は，

リンゴ果汁を高濃度に含んだリンゴ酢と思われる．

2.1.3 着色成分

食酢の着色成分は，メラノイジン，フェノール性化合物などがある．リンゴ酢ではポリフェノールオキシダーゼによってポリフェノール類が酸化重合した着色成分が含まれ，赤ワインビネガーやバルサミコ酢では果汁から移行した色素成分が着色の本体である．一方，穀物酢，米酢，黒酢，粕酢の着色は，多くがアミノ-カルボニル反応によって生成した低分子色素化合物や高分子褐色色素のメラノイジンに由来する．食酢の製造工程中，高温で長時間処理される工程があると褐色化が進行する．粕酢では長期熟成した原料を用いる場合，それ自体が着色している．食酢を長期間熟成あるいは保管することでも着色は進み，アミノ酸や糖の濃度が高い米酢は穀物酢の2倍以上の速度で着色（420 nmの吸光度の増加）が進行することが奥村によって示されている．この着色とともに進む現象として，やや着色している濁り成分や沈殿物の増大がある．これは食酢中のタンパク質と多糖類が主体となり，凝集する過程で色素を吸着することによる．60℃のような比較的高温状態で食酢中の高分子を凝集させた場合の分析結果があり，それによると米酢の沈殿物は4割近くが色素成分であったとしている（東出ら，1993）．

❖ 2.2 栄養学・生理機能 ❖

2.2.1 科学的検証レベルを見分けるポイント

食酢の機能性（健康機能・生理機能）に関しての総説や本書などをみて，記述されている各機能の科学的検証のレベルが様々であることに気付くことはできるだろうか．各機能について，① 食酢のエキス部分，つまりその食酢に特有な（他の食酢にはない）不揮発性成分が有効であるのか，それともすべての食酢に共通する特徴的主成分である揮発性の「酢酸」が有効であるのか，② 動物実験での検証か，臨床試験まで行われて数値の統計処理がなされているかを見極めることが必要である．一般的には，動物実験の検証では被検物質を摂食や生育に問題のない最大量で動物に与えることが少なくなく，ヒトに換算すると莫大な摂取量となることもあり，動物で効果は確認できても，ヒトでの現実的な摂取量を考慮し

表 2.4 食品成分を対象とした研究の困難性

	薬	食品成分
摂取目的	治療	予防，健康維持
投与量・摂取量	微量	少量～グラム単位
効果発現までの期間	短い	長い
作用の発現レベル	大きい	小さい
他の因子の関与	少ない	多い
作用の個人差	小さい	大きい
投与量・摂取量の把握	容易	難しい
プラセボの設定	容易	困難な場合あり
研究者数・研究費	多い	少ない

た際には，効果は不明であるとの結論に至るケースが多いことも付け加えておきたい．

総説や本書に記載されていなくても，古くから言い伝えられている効用や個人的な体験での効果はいくつか存在する．これらについては否定するつもりはないが，それを外に向かって発信していく際には，その効用や効果がどのような仕組みで発現するのか，多くの人にも期待できることかという科学的視点での検証が現在では必要となっている．しかし，医薬品と異なり食品成分の研究では表 2.4 に示したように多くの壁があり，ヒトでの検証や作用メカニズムの解明が簡単ではないことは事実である．

2.2.2 摂取された酢酸の代謝

食酢を特徴づける成分であり，かつ主成分となっているのは酢酸である．この酢酸はヒトが摂取した後，小腸上部まででほぼすべて吸収され，肝臓および末梢組織などにおいてアセチル CoA シンテターゼによってアセチル CoA へと変換され，多くは TCA サイクルを経て二酸化炭素と水にまで完全分解されエネルギーとなる．酢酸を多く含む食品中の酢酸 1 g 当たりのカロリーは 3.5 kcal とされている．一方で，一部はアセチル CoA から脂肪酸，ステロイドなどを含む多くの生体構成成分の材料となる．このように酢酸は脂質・糖質代謝の重要な中間代謝産物を経ることから，身体の機能に様々な影響を及ぼすことになる．

摂取された酢酸が体内で希釈され代謝されていく過程はブタを用いての実験がなされており（多山ら，2002b），それによると胃内投与された酢酸水溶液（150 ml）

によって門脈や動脈の血清中で10分後に酢酸濃度の上昇が認められたものの，30分後には元のレベル近くまで戻った．この結果は酢酸の体内での吸収・代謝が非常に速やかに行われることを示している．

2.2.3 脂質異常症の予防

適正コレステロール値は見方によって見解の相違があるものの，血清総コレステロール値の上昇に伴って冠動脈疾患の危険度が明らかに高まることは，日本においても確認されている．血清総コレステロール値が 200 mg/dl を超えると，この疾患のリスクが急激に高まる．LDLコレステロール値も 120 mg/dl 以下がこの疾患予防での1つの目安となっている．高コレステロール血症者に対して，喫煙者の場合には禁煙指導が加えられた上で，低脂肪・低コレステロール食による食事療法が実施される．一般的に薬物療法は，生活習慣の改善でも効果が認められず，さらなる治療を要すると判断される場合に実施される．

食酢を摂取するとコレステロール値が下がることは，かなり以前に動物実験で確認されており（図 2.5），その後も報告は続いた．メカニズムの詳細な検討は伏見らによって行われ，コレステロールを含む餌を与えたラットでの血清のコレステロールとトリアシルグリセロール（中性脂肪）の顕著な増加を，その餌に酢酸をわずか 0.3% 含ませることで有意に低下できることを示した上で，その作用機構は肝臓での脂質合成阻害や胆汁酸分泌増大に起因していることを明らかにした（Fushimi et al., 2006）．この研究では，ラットの肝臓中の代謝産物や酵素活性に加えて様々なタンパクや酵素の mRNA 発現レベルも調べており，詳細な考察が加えられている．ステロール調節エレメント結合蛋白-1（SREBP-1）の遺伝子発現の抑制による ATP-クエン酸リアーゼの mRNA 発現量と活性の両者の低下が認められたことから，

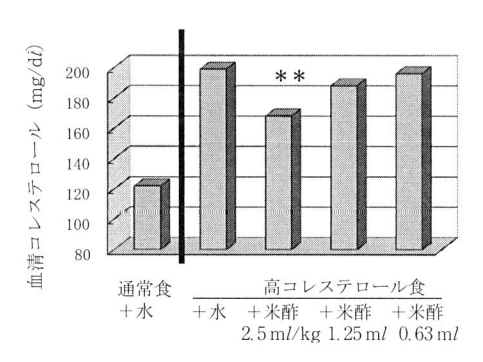

図 2.5 総コレステロール値への食酢の影響（マウス）
*．高コレステロール食での水摂取群は通常食での水摂取群と比較して 80 mg/dl 程度の増加があったが，米酢 2.5 ml/kg 摂取群はこの増加分を 41% 抑制しており，有意差あり（p<0.01）．（谷澤ら，1983）

コレステロールと脂肪酸の合成における共通基質としてのアセチル CoA の供給を低下させることが想像され，また，アシル CoA オキシダーゼ遺伝子発現の増大のデータから肝臓での中性脂肪合成の抑制や脂肪酸 β 酸化の促進も示唆されている．

コレステロールに関係した本格的な臨床試験も伏見らの研究グループによって実施され，2005 年に論文化された．対象者は血清総コレステロール値が 180〜260 mg/dl を示す 95 名であり，プラセボ対照二重盲検試験を行ったところ，酢酸を 0.75 g 含むリンゴ酢飲料（食酢 15 ml に相当）を毎日 1 本，12 週間飲用することで，総コレステロール値は平均で 217 mg/dl から 204 mg/dl まで有意に低下し，LDL コレステロール値も 136 mg/dl から 125 mg/dl まで有意に減少した結果が得られている（表 2.5）．一方，食酢（酢酸）の代わりに乳酸を使用したプラセボ飲料では有意な変化はなかった．血圧，血液，尿の検査で臨床的に問題は発生せず，消化器症状，皮膚症状，アレルギー症状などの副作用もなかったとしている．この翌年に論文化された摂取時期を変えた臨床試験（総コレステロール値が 200 mg/dl 以上の 62 名が参加）においても，対照群に対して食酢 15 ml

表 2.5 血清コレステロールに及ぼす食酢の影響（ヒト）

	食酢 15 ml 群 （男 22，女 12）	プラセボ群 （男 21，女 10）
年齢	47.5	46.4
身長	166 cm	167 cm
体重	61.6 kg	64.7 kg
BMI	22.3	23.1
収縮期血圧	109 mmHg	111 mmHg
総コレステロール	212.5 mg/dl	213.9 mg/dl
LDL コレステロール	129.4	122.8
（開始日）		
総コレステロール	216.9 mg/dl	208.6 mg/dl
LDL コレステロール	135.7	124.6
（12 週間後）		
総コレステロール	203.9**	206.6
LDL コレステロール	125.4***	121.9

開始日との比較で有意に低下 **$p<0.01$ ***$p<0.001$（伏見ら，2005b）

含有飲料摂取群では，血清総コレステロール値は摂取期間を通じて有意に低く推移することが確認された．

脂質異常症を薬物で治療する方法としては，コレステロール関連では，コレステロール合成阻害剤，小腸コレステロールトランスポーター阻害剤（小腸でのコレステロール吸収阻害），PPARα 活性化剤，陰イオン交換樹脂（コレステロール腸肝循環阻害），抗酸化剤などがあり，中性脂肪関連では，中性脂肪合成阻害剤，ニコチン酸製剤などがある．上で述べてきたように，脂質異常症に関係した酢酸（食酢）の生理作用として，① 肝臓でのコレステロールおよび脂肪酸の合成抑制，② 脂肪酸 β 酸化の促進，③ 肝臓での中性脂肪合成阻害が示されてきたこと，本書にて後で示すように，④ 高脂肪食状態での酢酸の摂取が PPARα を活性化させたことも考えると，酢酸（食酢）の継続的摂取は複数の脂質異常症改善薬の同時微量摂取に相当することが期待される．しかし，伏見らの行った臨床試験結果から推察されるように，酢酸（食酢）のヒトでの有効性は長い期間をかけ徐々に効果を発現するのが特徴のようであり，数値の低下レベルも大きくないため，やはり予防としての食酢の活用が現実的と思われる．

2.2.4 糖尿病の予防

糖尿病患者と糖尿病予備軍の合計が，国民の 4 人に 1 人を占める時代が到来しようとしている．糖尿病はインスリンの作用不足によって食後高血糖や持続的高血糖をきたす疾患であり，1 型，2 型などに分類される．代表的な生活習慣病として 2 型糖尿病があり，運動療法と食事療法によって生活習慣を改善し，それでも血糖コントロールが不充分な場合には薬物療法が行われることになる．2 型糖尿病の病態の特徴としては，インスリン分泌不全とインスリン抵抗性であり，原因としては遺伝的因子と環境的因子の両者の作用が考えられており，環境的因子としては，食べ過ぎ，高脂肪食の摂取，運動不足，肥満，ストレスなどがある．

食酢（酢酸）の食後の血糖値上昇抑制作用は，1988 年に海老原と中島による動物実験での結果が報告されて以来，国内外で健常人を対象とした多くの試験が行われ報告がなされている．日本の食場面で頻繁にみることのできる「米飯＋酢の物」での検証がなされていないことから稲毛らはヒトを対象に行った．その結果，対照と比較して食後 45 分間まで有意に血糖値を低く抑えていた（図 2.6）．

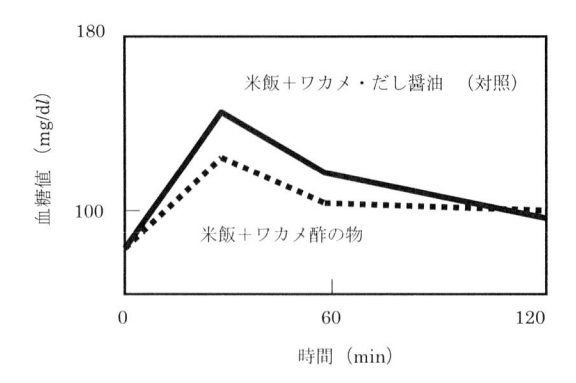

図 2.6 酢の物での食後血糖値上昇抑制（ヒト）（稲毛ら，2006）

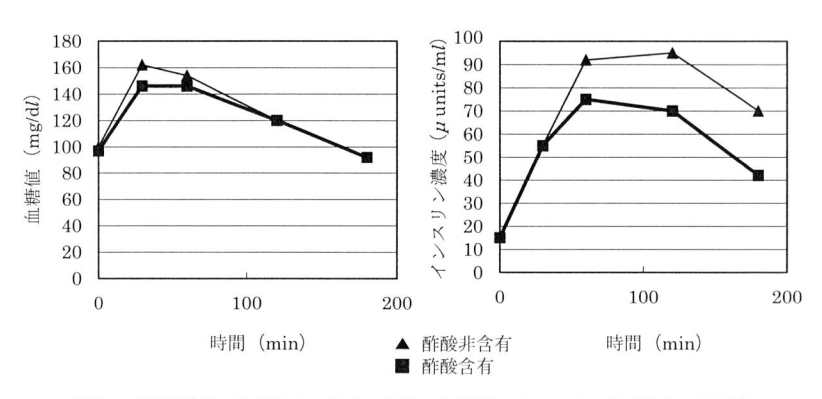

図 2.7 耐糖能がやや不全なヒトでの食後の血糖値・インスリン値（多山，2002c）

一方，耐糖能がやや不全な人では，酢酸の血糖値上昇を抑える効果は弱かったものの，インスリンの節約効果は高かったとする結果も提示されており（図 2.7），今後，健常人以外のヒトでのデータの蓄積と公開が望まれる．

　食事に食酢（酢酸）を取り入れることによる長期摂取での効果をみる場合は，糖尿病ではモデル動物の使用が一般的となっている．2 型糖尿病モデル動物として，GK ラット，OLETF ラット，KK-A(y) マウスなどが知られている．GK ラットは非肥満でインスリン分泌低下のモデルであり，軽い高血糖を発症し食後に高い血糖値を示すため，また，OLETF ラットは中程度の肥満・高中性脂肪血症を示し，加齢に伴い高インスリン血症・高血糖になり，内臓脂肪蓄積型肥満で食後の高血糖がみられるため，ともに日本人の 2 型糖尿病に近いモデル動物とさ

2.2 栄養学・生理機能

れる．KK-A(y) マウスは成長に伴い重度な肥満・高血糖を示すモデルである．これらモデル動物での酢酸の効果検証が行われており，GK ラットでは効果が不明瞭だった一方で，以下で紹介する KK-A(y) マウス（Sakakibara *et al.*, 2006）と OLETF ラット（Yamashita *et al.*, 2007）では効果が確認された．

KK-A(y) マウスでは標準の餌に酢酸を 0.3％加え，8 週間飼育することで，空腹時の血糖値と糖尿病マーカーの HbA1c が対照群よりも有意に低値を示した．そのメカニズムを解析したところ，肝臓での AMPK（AMP-activated protein kinase）の活性化により肝臓の糖新生を抑制し，空腹時の血糖値低下につながっていることが証明された．この AMPK は，レプチン，アディポネクチン，糖尿病治療薬などによって活性化され，それにより脂肪酸酸化やグルコース利用を促進する機能があることがわかってきた．例えば，AMPK はアセチル CoA カルボキシラーゼ（ACC）をリン酸化して ACC 活性を抑制し，マロニル CoA 量を低下させる結果，カルニチンパルミトイルトランスフェラーゼ（長鎖脂肪酸をミトコンドリアに取り込む酵素）の活性を高めて脂肪酸の酸化を促進する．肝臓では脂肪酸・コレステロールの合成や糖新生を抑制し，骨格筋では糖の取り込みを亢進させる．すなわち，AMPK の活性化は運動に似た効果を持っているともいえるため，酢酸が肝臓での AMPK を活性化させることは非常に注目に値する．

OLETF ラットでも 6 ヶ月間の長期間にわたり酢酸を継続投与することで，体重増加量，空腹時血糖値，およびインスリンが対照群よりも有意に低く，耐糖能試験でも血糖値の上昇は非常に穏やかであることが示された．メカニズムを解析したところ，肝臓で AMPK が活性化されることで種々の脂質合成に関係する遺伝子の転写が低下し，脂質量の増加が対照群よりも抑制されることで耐糖能やインスリン抵抗性が改善されたと考察している．動物を用いた実験ではないが，ヒト腸管モデル細胞（Caco-2）の培養時において酢酸を共存させると二糖類分解酵素活性の増大を抑制すること，この作用はクエン酸や乳酸などにはないことが報告されており（Ogawa *et al.*, 2000），腸管での酢酸の機能が糖尿病の予防につながる可能性もあることを期待させている．

糖尿病の経口血糖降下薬としては，食後高血糖が際立つ症例には α グルコシダーゼ阻害薬か速効型インスリン分泌促進薬，空腹時高血糖で肥満であってインスリン抵抗性が疑われる場合にはインスリン抵抗性改善薬，空腹時高血糖だが肥

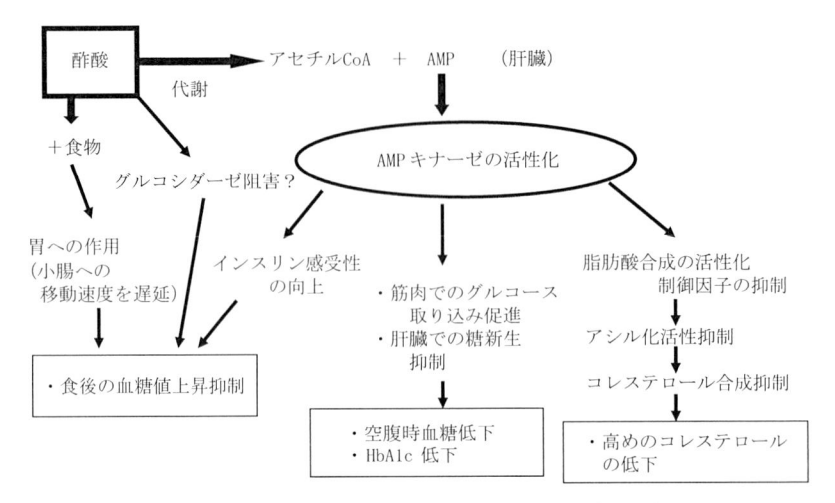

```
酢酸 ──代謝──→ アセチルCoA + AMP  （肝臓）
 │                    ↓
 +食物          AMPキナーゼの活性化
 │   グルコシダーゼ阻害？      │
 ↓         ↓       ↓        ↓
胃への作用  インスリン   ・筋肉でのグルコース  脂肪酸合成の活性化
(小腸への   感受性       取り込み促進        制御因子の抑制
移動速度を  の向上      ・肝臓での糖新生       │
遅延)                   抑制            アシル化活性抑制
 │                                        ↓
 ↓                                  コレステロール合成抑制
・食後の血糖値上昇抑制     ・空腹時血糖低下     ・高めのコレステロール
                        ・HbA1c 低下         の低下
```

図 2.8 酢酸の糖尿病・脂質異常症の予防メカニズム概要
HbA1c，糖化ヘモグロビン（過去1〜2ヶ月間の平均血糖値を反映する数値）

満はなくインスリン分泌が保持されている場合にはインスリン分泌促進薬が使用される．これまで述べてきたように，糖尿病に関係した酢酸（食酢）の生理作用として，① 食後の血糖値上昇抑制作用，② 2型糖尿病モデル動物での肥満抑制，③ インスリン感受性の向上に加え，④ 腸管グルコシダーゼ阻害の可能性が示されてきたことを考えると，メカニズムの視点では酢酸（食酢）の作用は注目に値する．図 2.8 には，酢酸（食酢）の糖尿病・脂質異常症の予防メカニズムについて簡潔に示したが，糖尿病では歯周病菌が原因にもなるなど複雑な疾患であるため，今後，原因がある程度明らかになっている耐糖能異常や境界域のヒトを対象とした幅広い臨床試験によって食酢（酢酸）での2型糖尿病の一次予防の可能性がしっかりと確認されることが望まれる．

2.2.5 高血圧の予防

一般的には，収縮期血圧が 140 mmHg 以上もしくは拡張期血圧が 90 mmHg 以上の場合に高血圧と診断され，境界域の収縮期血圧 130 mmHg 以上も含めると，該当者は国民の3人に1人に達するともいわれる．高血圧患者では，正常血圧者と比較して，冠動脈疾患，脳血管障害の発症率が2〜3倍に達することか

2.2 栄養学・生理機能

ら降圧の重要性が示されており，130〜139/85〜89 mmHg を正常高値血圧とし，このレベルの血圧であっても血圧以外の危険因子があればリスクが発生し，生活指導や治療の対象になる．高血圧には原因が明白な二次性高血圧と原因不明の本態性高血圧があり，後者は遺伝的素因と環境的要因が複雑に絡み合って発症してくると考えられている．環境的要因とは生活習慣のことであり，この改善は高血圧治療に重要だが，それだけで血圧コントロールが困難な場合には薬剤も用いた治療へと移ることになる．

食酢と高血圧の関係について 2001 年までは黒酢の濃縮乾固物が高血圧自然発症ラット（SHR）の血圧を低下させるとの報告が続き，食酢中の不揮発性エキス分が有効成分と想像されていた．しかし，近藤らによって揮発性の「酢酸」そのものに降圧効果があることが初めて示され，また，同時に並行して行った試験から酢酸の降圧レベルは米酢と同程度であることも判明し（図 2.9），食酢中の降圧成分に対する認識が大きく変わることとなった．この研究では SHR の餌に米酢もしくは 4.6％酢酸溶液を重量として 6％分添加しているが，別の実験では餌に米酢を 1.6％分混ぜただけでも SHR の血圧上昇を有意に抑制したため，ヒトでは 1 日当たり 18 ml 程度の少ない量で高血圧者の血圧を下げることが期待された．実際，軽症高血圧者（高血圧治療ガイドライン 2009 では I 度高血圧）を主体とした臨床試験において，1 日当たり 15 ml 以上の食酢継続摂取（6 週間以上）で有意な血圧低下が認められた（図 2.10）．なお，小田原らは SHR を用い大麦黒酢の血圧上昇抑制を見出したが，その効果レベルは酢酸と有意差がないことを示しており，酢酸の有用性が再確認されている（小田原ら，2008）．

酢酸の降圧作用の仕組みについては犬を用いた実験があり，血管に酢酸を注入した結果，アデノシン量が増大し，血流が増大し，酢酸に血管拡張作用があることが示されていたが，高血圧へと徐々に進展していく過程での血圧上昇抑制のメカニズムについては明白ではなかった．SHR を用いた実験で明らかにされたメ

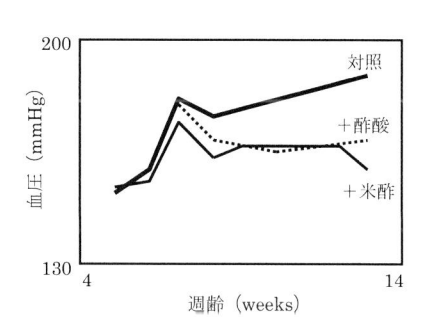

図 2.9 高血圧自然発症ラット（SHR）の血圧に及ぼす米酢および酢酸の作用（Kondo et al., 2001）

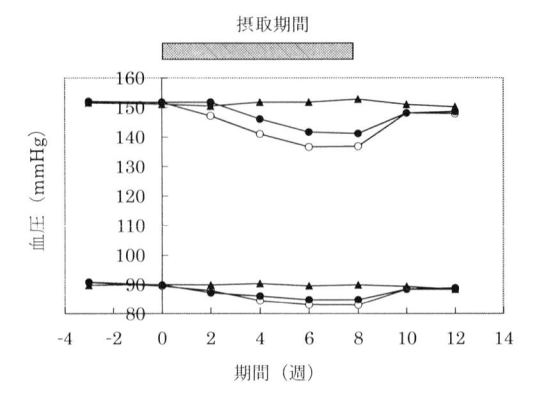

図 2.10　食酢摂取中の高血圧者の血圧値変化
▲, プラセボ飲料（乳酸 2 g）；●, 食酢 15 ml 含有飲料（酢酸 0.75 g＋乳酸 1 g）；○, 食酢 30 ml 含有飲料（酢酸 1.5 g）
（梶本ら，2001）

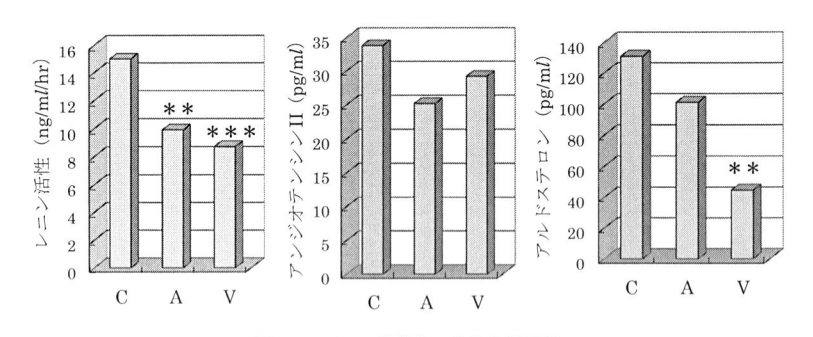

図 2.11　SHR 飼育後の血液分析結果
C, コントロール群；A, 酢酸群；V, 米酢群．コントロール群に対して有意差あり．
＊＊, $p<0.01$；＊＊＊, $p<0.001$．（Kondo et al., 2001）

カニズムは，レニン-アンジオテンシン-アルドステロン系の抑制であった（図2.11）．別の実験では，SHR の動脈 ACE 活性の有意な抑制も示された（図2.12）．ACE とはアンジオテンシン変換酵素のことであり，ACE の阻害は，心臓と腎臓の臓器保護作用，脳血管障害予防効果，インスリン抵抗性改善が見出されている意義ある作用である．酢酸（食酢）には後述するようにカルシウム吸収促進作用もあることから，この点も血圧制御にプラスに作用する可能性もあり，これらを含めて作用メカニズムを図2.13にまとめた．

　ヒトでの本格的な検証結果は上述したように 2001 年に初めて報告され，この

2.2 栄養学・生理機能

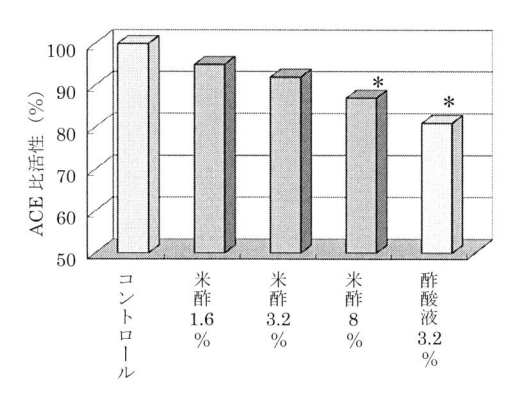

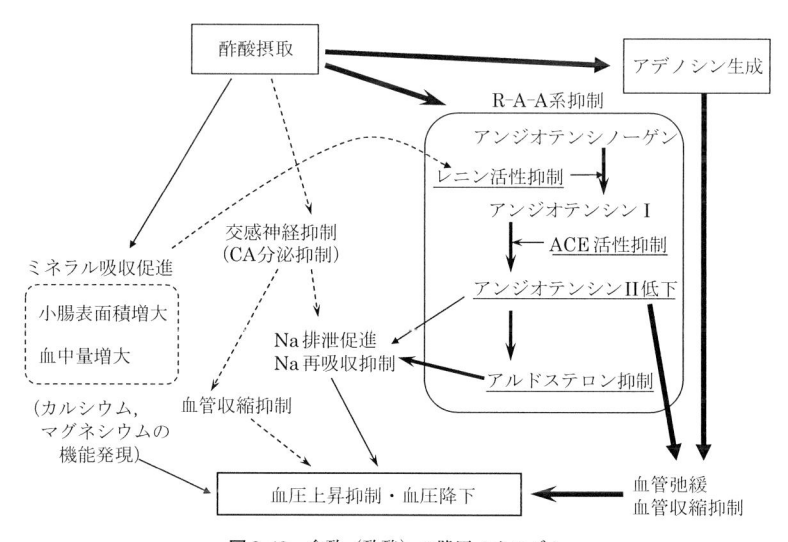

図 2.12 餌に添加した各種サンプルが SHR 長期飼育後の動脈 ACE 活性に及ぼす影響
*, コントロール群 (米酢・酢酸液が無添加) に対して有意差あり (p<0.05). (多山, 2002c)

図 2.13 食酢 (酢酸) の降圧メカニズム
R-A-A 系, レニン-アンジオテンシン-アルドステロン系；Na, ナトリウム；CA, カテコールアミン.

研究結果がベースとなって血圧が高めの人に適した食酢飲料が特定保健用食品として初めて食酢メーカーから発売されることになり，その後，他メーカーによる類似商品も開発された．正常高値血圧者は健常人よりもわずかに血圧が高いだけ

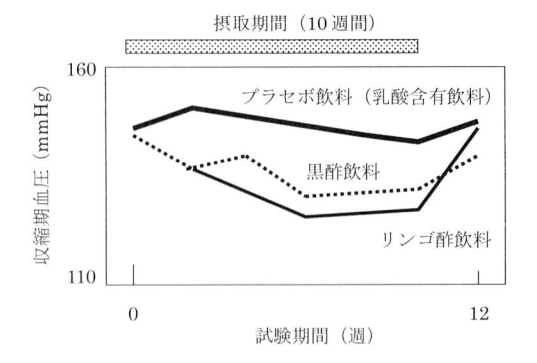

図 2.14 軽症高血圧者の収縮期血圧の推移（梶本ら，2003）

であるため，食酢の継続摂取による有意な血圧低下が生じるのか，食酢を含有しないプラセボを摂取する対照群と比較しても有意に血圧が低くなるのか，正常高値血圧者を対象とした最初の臨床試験（摂取期間10週）が注目された．結果として，15 ml の食酢を含む飲料の摂取群においてともに有意差が認められ，高血圧の予防の観点でも有効なことが確認された．また，この臨床試験ではリンゴ酢と黒酢で効果に違いがないかも検証しており，図 2.14 に示されるように収縮期血圧が 145 mmHg 付近の軽症高血圧者では両食酢間にほとんど違いがないことが確認された．この事実は重要であり，食酢の種類・価格と効能とに関係がないことが初めて明らかとなった．なお，もろみ酢は食酢と異なり酸味成分がクエン酸であり，クエン酸を1日当たりグラム単位で継続摂取しても高血圧者の血圧は変動しなかったとの海外の報告がある．乳酸も有効でないことは，上記の臨床試験でのプラセボ飲料摂取では高血圧者の血圧に変動がないことで確認されている．

このように高血圧者や血圧が高めの人が合計で約 150 名参加した検証が進行した一方で，驚くべき試みが，ある高血圧患者の医師（68歳）1名によって行われた（武藤・五十嵐，2002）．収縮期血圧が 169 mmHg，拡張期血圧が 105 mmHg のこの男性医師は自ら服薬を中断し，食酢（リンゴ酢）15 ml を含む飲料を1日1回起床時に飲用したところ，有効ではなかった降圧薬（β 遮断薬）の服用期間と比較して血圧は有意に低く，収縮期血圧で約 10 mmHg 低下した．この低下レベルは有効だった降圧薬（カルシウム拮抗薬）の約 1/2 であり，過度の精神的ス

2.2 栄養学・生理機能

トレスによる血圧上昇には食酢は不適応との限界はみつかったものの，食酢が降圧剤に一部代替できることを示し，降圧薬の副作用を軽減する可能性が見出され，臨床的な意義が大きかったとしている．また，その後の論文では，カルシウム拮抗薬（アムロジピン）を半量とし食酢も飲用することで薬剤全量と同等の降圧効果が得られたことも示した．服薬が必須な高血圧患者で医師でもある被験者が自己責任の上で実施した危険な試みであっただけに，これらの研究報告は非常に貴重な知見となっている．倫理上の問題があって，このような形での食酢の活用がなされることはないと思われるが，内科医や管理栄養士が高血圧者へ生活習慣改善の助言を行う際に，食生活面での食酢の積極的活用を盛り込む端緒となるかもしれない．

　高血圧用の薬剤としては，カルシウム拮抗薬（血管壁の緊張をやわらげ，血管抵抗を減少させる），ACE 阻害薬，アンジオテンシン II 受容体拮抗薬，利尿薬（ナトリウム利尿をきたして体液量を減少させる），β 遮断薬（交感神経系の抑制）が第一選択薬とされており，これら以外にも血管拡張薬などがある．これまで述べてきたように高血圧に関する酢酸（食酢）の生理作用として，① 血管の拡張作用，② レニン-アンジオテンシン-アルドステロン系の抑制作用が示され，また，③ 高血圧患者においてカルシウム拮抗薬の一部代替品として食酢（酢酸）が利用可能であったことを考えると，メカニズムの視点でも酢酸（食酢）の作用には期待が大きい．降圧に使われる薬剤には使用上の注意点や副作用が示されているが，食酢を毎日 15～30 ml 摂取する限りにおいては特に心配する必要のないものであるため，食酢は穏やかな降圧作用ながら臓器保護効果も期待でき，副作用（薬物有害反応，健康被害）の著しく少ない降圧剤と考えることもできよう．食酢のヒトでの降圧効果に関する論文やデータをみる中で明らかな点は，食酢が健常者には影響を与えず，数値が高い人ほど下がる絶対値が大きい傾向があることで，これはヒトの総コレステロール値へのリンゴ酢摂取の影響を調べた海外の論文の結果と同様である．以上のことより，食酢は血圧が高めの人への食品としての利用はもちろんのこと，高血圧の予防へ広く活用していくことが望まれる．ただし，ヒトでの有効率は 70％程度であることや降圧効果は薬物ほど強力ではないため，過度な期待はできない．将来的には，食酢（酢酸）が有効でない 30％の高血圧者の体質が明らかにされることを望みたい．

2.2.6 肥満の予防

日本人の肥満（BMI 25 以上）は男性の 3 割，女性の 2 割に認められるとされており，年々増加傾向にあり，世界をみた場合でも生活水準の向上に伴い今後確実に問題になってくると予想される．肥満は，糖尿病，脂質異常症，高血圧などの生活習慣病のみならず，関節炎や腰痛の原因になり，交通機関の運転の際に大きな問題となる睡眠時無呼吸症候群も引き起こす要因となっている．

肥満の研究で動物実験を行う場合，通常のネズミを高脂肪食で飼育するケースと肥満モデル動物を使用するケースがある．Zucker fatty ラットは後者の例で，レプチン受容体の異常を示し，急激に肥満となり高インスリン血症でインスリン抵抗性もあるが，皮下脂肪の蓄積が主体で本格的な糖尿病には至らない．このラットを対象に標準飼料で飼育した実験では，5％酢酸溶液もしくはリンゴ酢を餌に1.6％添加した群において，飼育 6 週間以降の耐糖能試験で，血糖値の変動は対照群と有意差がなかった一方で，インスリン積分値は対照群と比較して有意に低かったことが明らかにされている（多山ら，2002a）．体重増加が各群間で有意差がないにもかかわらずインスリン抵抗性が改善したことから，酢酸（食酢）による肥満者のインスリン感受性の向上が期待される．

近藤らの研究グループは高脂肪食を与えたマウスで実験を行い，6 週間，0.3％酢酸もしくは 1.5％酢酸を投与した結果，餌の消費量は対照群と変化がないにもかかわらず，最終的な体重は軽く，脂肪と肝臓脂質の蓄積も有意に低いことを示した．肝臓の解析から，PPARαや脂肪酸酸化に関与するタンパクの遺伝子発現

表 2.6 内臓脂肪の減少に関与する遺伝子の mRNA 発現量

遺伝子名	対照	0.3％酢酸添加	1.5％酢酸添加
PPARα	1.00±0.08	1.15±0.09*	1.16±0.13*
ACO	1.00±0.23	1.78±0.78*	1.60±0.46*
CPT-1	1.00±0.14	1.42±0.25*	1.28±0.19*
UCP-2	1.00±0.15	1.13±0.17	1.23±0.27*

* 対照に対して有意差あり（$p<0.05$）．PPARα，本文参照；ACO，アシル CoA オキシダーゼ（脂肪酸の β 酸化の最初の反応に関与する酵素）；CPT-1，カルニチンパルミトイルトランスフェラーゼ-1（脂肪酸の酸化に関与しており，アシル CoA のミトコンドリア膜輸送にかかわる酵素）；UCP-2，アンカップリングプロテイン-2（熱産生タンパク質）（Kondo et al., 2009b）

量が有意に増大していることがわかり（表 2.6），酢酸による AMPK の活性化が鍵になっていると思われる．この PPARα とは糖質，脂質などの細胞内代謝などに深く関与している転写調節因子であり，エネルギー代謝が盛んな臓器に高発現しており，代表的な標的遺伝子は脂肪酸代謝酵素群などの脂質関連遺伝子である．AMPK と PPARα の活性化は，脂肪酸の燃焼促進，肝臓や筋肉の脂肪燃焼促進，中性脂肪の蓄積抑制，インスリン感受性の向上をもたらすことから極めて重要である．なお，同研究グループはその後マウスを用いて，脂肪酸化に加え，酸素消費量やエネルギー消費量の有意な増大も酢酸摂取で生じることを確認した．

一方，山下らは OLETF ラットを用いて調べている．このラットは前述したように，中程度の内臓脂肪蓄積型肥満，高中性脂肪血症を示し，高インスリン血症・高血糖になる．このラットに酢酸を摂取させた場合，脂肪蓄積が対照群よりも低く，肝臓での脂質合成は抑制された．この理由は，酢酸によって骨格筋での脂肪代謝が促進されていること，酢酸が脂肪細胞の肥大化を抑制するためとしている（Yamashita *et al.*, 2009）．

食酢（酢酸）の肥満への効果を臨床試験によって検証する研究もマウスの実験を行った近藤らの研究グループによって行われ，極めて興味深い結果が得られた．BMI が平均 27 程度の肥満者 175 名が参加し，3 群に分かれたダブルブラインド試験で，1 日当たり食酢として 15 ml もしくは 30 ml 分を含む飲料を 12 週間飲用したところ（朝食後と夕食後の 2 回に分けて飲用），食酢を含まない飲料を摂取したプラセボ群（対照）と比較して，BMI，体重，内臓脂肪面積，ウエスト，血清の中性脂肪値が有意に低くなった．多くの人が気になる体重に着目すると，30 ml 摂取群は 3 ヶ月で約 2 kg の減少であった一方で，対照群では減少がみられなかった．図 2.15 には，BMI や体重同様，脂肪面積の減少の点でも食酢摂取量が多いほど効果が大きいことが示されている．今後，各群の平均値の議論ではなく，食酢が特に有効であった被験者と有効ではなかった人との違いにメスを入れる研究が進み，その結果が公開されることを期待したい．

我が国で抗肥満薬として認可されているものは非常に少なく使用も制限されているが，世界的には，中枢性食欲抑制剤（摂食中枢の抑制，満腹中枢の刺激，末梢での消費エネルギー増大などの作用），消化吸収抑制剤（腸管での脂肪や糖質の消化吸収阻害，リパーゼ阻害，二糖類分解阻害），エネルギー消費促進剤（ノ

プラセボに対して有意差あり　＊, p＜0.05 ; ＊＊, p＜0.01

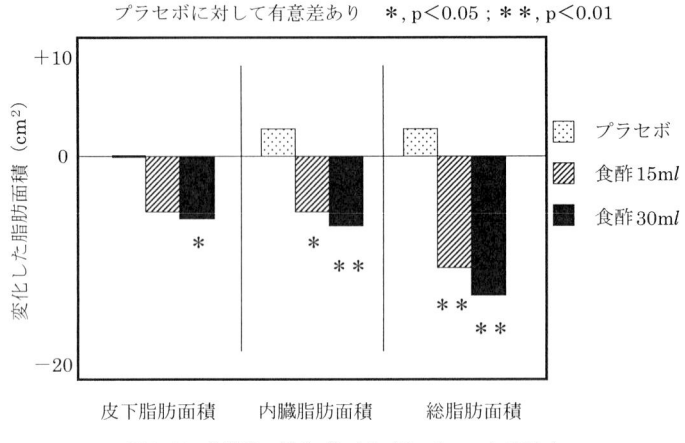

図 2.15　体脂肪の減少（ヒト）（Kondo *et al.*, 2009a）

ルアドレナリンの分泌促進，熱産生や脂肪分解の亢進）などがあり，今後は，β_3 アドレナリン受容体刺激剤（熱産生促進），レプチン受容体活性化剤（摂食抑制，エネルギー代謝亢進），消化管ホルモン（食欲抑制），中性脂肪合成阻害剤などが期待されている．前で述べたように，肥満に関する酢酸（食酢）の生理作用は，① 肝臓での脂肪酸酸化促進作用，② エネルギー消費量の増大作用が示され，③ 二糖類分解阻害も期待されることに加え，食酢を毎日 30 m*l* 摂取する限りにおいては副作用で心配する必要もないため魅力的である．しかし，BMI が 25 未満の人での効果は検証されていないこと（BMI が 25 から 30 の人で検証されていること），食場面や食メニューによっては適度な酸味によって食欲を高めることがありうることから，肥満ではない人が痩せることのみを目的として食酢を多量に摂取することは無意味と思われ，メタボリックシンドロームを中心とした生活習慣病の予防の観点で，適量（1 日，15 m*l* から 30 m*l*）を継続的に摂取する習慣が最も好ましいと考えられる．

2.2.7　骨粗しょう症の予防（ミネラル吸収促進）

骨粗しょう症の予防に関する研究は，閉経後の女性のモデルとされる卵巣摘出雌ラットを用いて，岸らの研究グループによって初めて詳細な検討が行われた．その結果，餌に穀物酢を 1.6 ％添加し 1 ヶ月間飼育したところ，穀物酢を含まな

い餌を食べた対照群と比較してカルシウムのみかけの吸収率および保持率が有意に高かった（図2.16）．別の実験では，穀物酢の代わりに酢酸を餌に添加して行ったところ（45日間飼育），卵巣摘出によって低下する骨塩量や骨密度を抑制する傾向が認められ（図2.17），ラベルしたカルシウムの血中への移行促進も確認された（図2.18）．ヒト腸管吸収上皮細胞モデルのCaco-2細胞を15日間酢酸含有培地（3 mM前後）で培養した実験で，ラベルされたカルシウムの細胞への取り

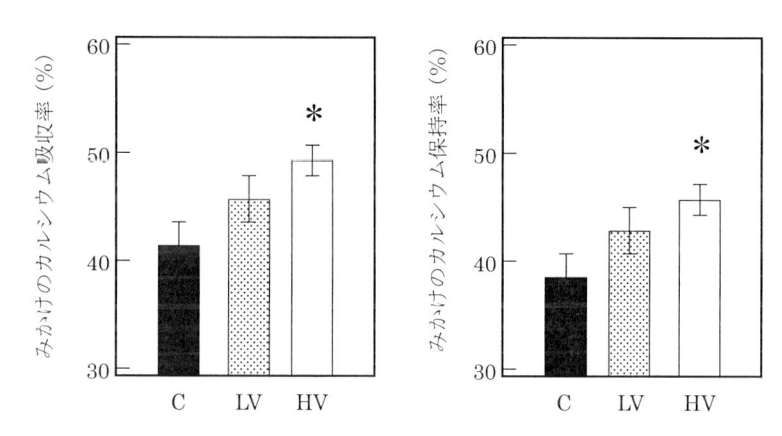

図2.16　カルシウムのみかけの吸収率および保持率に及ぼす食酢の影響
C，コントロール群；LV，食酢0.4％含有群；HV，食酢1.6％含有群（餌中に0.07％の酢酸を含有）；＊，コントロール群（C）に対して有意差あり（$p<0.05$）．(Kishi *et al.*, 1999)

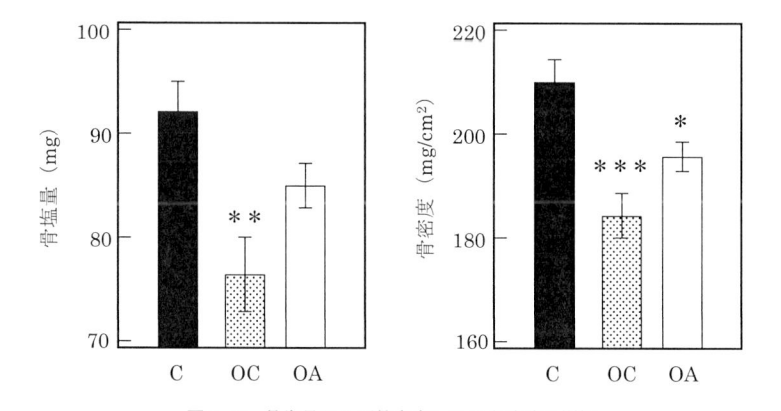

図2.17　骨塩量および骨密度に及ぼす酢酸の影響
C，偽手術群；OC，卵巣摘出群；OA，卵巣摘出群＋食酢摂取．＊，偽手術群（C）に対して有意差あり．＊，$p<0.05$；＊＊，$p<0.01$；＊＊＊，$p<0.001$．(多山・西澤，1999)

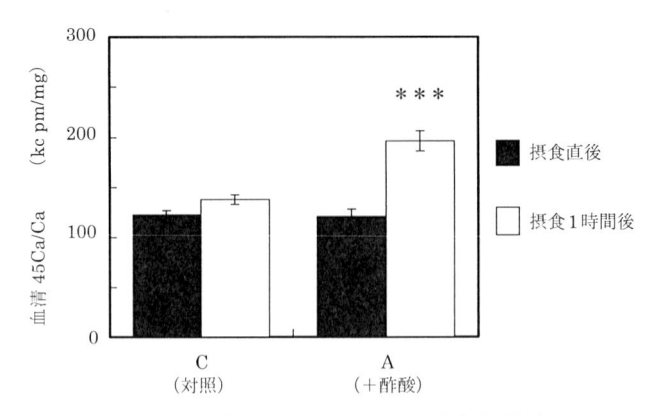

図 2.18 血清中の 45Ca の増大に及ぼす酢酸の効果
対照群の摂食1時間後および摂食直後に対して有意差あり．＊＊＊，p<0.001．(多山・西澤，1999)

込みが促進されていることが示されたこと（多山ら，2001），上記のラットの実験で小腸の表面積増大に酢酸が寄与していたこと，骨マーカー解析から酢酸が骨形成を有意に促進していたこと，これらに，酢酸による腸管内での可溶性カルシウムの増大という要因も加わって，酢酸（食酢）の効果が明確に確認できたと考えられる．

様々な文献をみると，有機酸にはアミノ酸や各種ミネラルの腸管での吸収を促進する作用があることが見出されており，酢酸（食酢）による鉄の吸収促進もラットを用いて氏家らによって確認されているため，今後も動物を用いた研究報告は続くと予想される．しかし，ヒトでの検証は簡単ではない上に，有意差が出たとしても社会的インパクトはそれほど大きいものではないため，臨床試験の実施は簡単ではないだろう．

2.2.8　グリコーゲン再補充促進（疲労回復促進）

体内の重要なエネルギー源であるグリコーゲンはグルコースのポリマーであり，運動や絶食によって減少する．これを急速に再補充することができれば，次の運動や仕事・学習でのパフォーマンスが向上することが期待でき，特にスポーツにおいては，運動開始前に筋肉中のグリコーゲン量を高く保持しておくことが持久力維持に重要といわれており，試合の数日前からの食事メニューを工夫する

2.2 栄養学・生理機能

試みもなされている.

酢酸がグリコーゲン再補充を促進する研究はネズミを用いて精力的に行われた.中尾らは比較的激しい運動をラットにさせた後,2 mlの飲料を飲ませ,2時間後に肝臓中のグリコーゲン含量を測定したところ,グルコースに酢酸もしくはクエン酸を加えた飲料では,グルコース単独飲料よりも有意に高い値を示すことを報告した(図2.19).伏見らは翌年に,実験条件を変えることで筋肉中のグリコーゲン濃度がグルコースと酢酸の併用で高まることを示し,また別の論文では,運動ではなく絶食のみでグリコーゲン量を低下させた場合においても,餌でのグルコースと酢酸の同時摂取がグルコース単独よりも有意に体内(肝臓および筋肉)グリコーゲン含量を高めることを報告した(図2.20).さらには,肝臓や筋肉でのグリコーゲン補充促進の経時的変化を見ると,酢酸添加の効果はグリコーゲンの「急速補充」であって,過補充(過剰蓄積)ではないことを確認し,解析の結果,肝臓のキシルロース-5-リン酸や,骨格筋のフルクトース-6-リン酸に対す

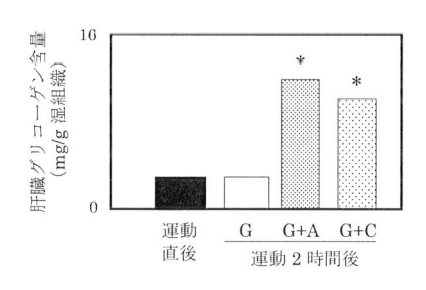

図2.19 グリコーゲン再補充に及ぼす酢酸・クエン酸の効果
G, グルコース;G+A, グルコース+酢酸;G+C, グルコース+クエン酸. *, 運動直後に対して有意差あり ($p<0.05$). (Nakao et al., 2001)

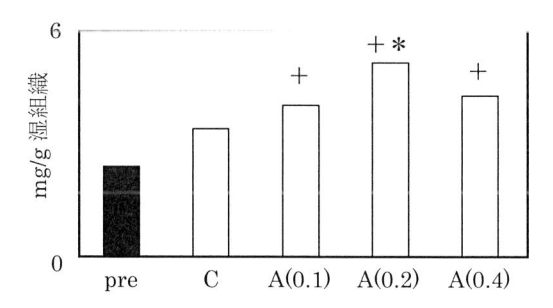

図2.20 空腹時に餌を食べた後の腓腹筋中のグリコーゲン含量
腓腹筋,ふくらはぎの筋肉;pre, 餌を食べる直前;C, 対照群;A (0.1), 酢酸0.1%添加食群;A(0.2), 酢酸0.2%添加食群;A(0.4) 酢酸0.4%添加食群;+, pre群に対して有意差あり ($p<0.05$);*, 対照群(酢酸含まない)に対して有意差あり ($p<0.05$). (Fushimi et al., 2001)

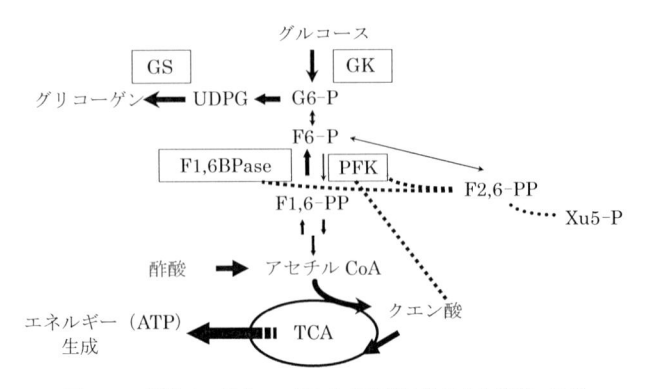

図2.21 肝臓でのグリコーゲン合成促進に関与する酵素・物質
GS, グリコーゲン合成酵素；UDPG, UDP-グルコース；GK, グルコキナーゼ；G6-P, グルコース 6-リン酸；F6-P, フルクトース 6-リン酸；F1,6-PP, フルクトース 1,6-二リン酸；F1,6BPase, フルクトース 1,6-ビスフォスファターゼ（糖新生系の律速酵素）；PFK, ホスホフルクトキナーゼ（解糖系の速度調節酵素, クエン酸などがこれを阻害）；F2,6-PP, フルクトース 2,6-二リン酸（解糖系の促進, 糖新生の阻止に関与）；Xu5-P, キシルロース 5-リン酸（解糖系の促進物質）；クエン酸, 酢酸の摂取でクエン酸濃度は上昇.

るフルクトース-1,6-二リン酸の比率が，酢酸摂取群で共に有意に低かったこと（各々，約3割および平均5割ほど低下），血中乳酸が顕著に低下しインスリン/グルカゴンの比率も有意に低かったことなどから，グリコーゲンの急速補充は解糖系の一時的な阻害によって生じることも証明した（Fushimi & Sato, 2005）．図2.21では，肝臓でのグリコーゲン合成促進に関与する酵素・物質の解糖系・TCAサイクルでの位置づけを示した．

ヒトでの検証は，肝臓や筋肉の一部を採取する必要性から，倫理上の問題で簡単に実施できるものではない．また，運動や作業時のパフォーマンス向上をヒトで検証する実験も，説得力のある実施手法の設定の困難性やヒトでの個人差の問題から実施は容易ではない．このテーマに関してはこれ以上の展開は当面は難しいと思われる．

2.2.9 胃粘膜保護

低濃度のエタノールなどは軽微な刺激を胃粘膜に与えることにより，塩酸+エタノールなどの粘膜壊死誘起物質から胃粘膜を保護することが知られている．希

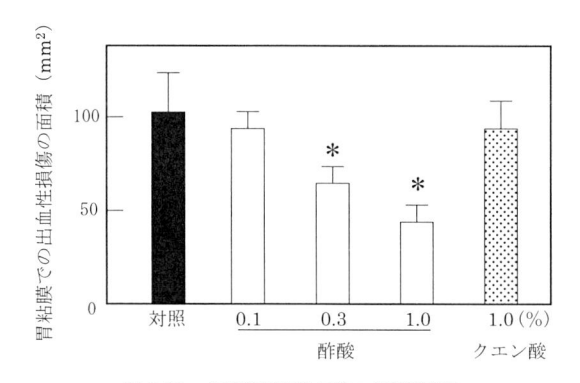

図 2.22 有機酸長期投与後の胃粘膜耐性
＊，対照に対して有意差あり（p＜0.05）．（河内ら，2000）

釈食酢の飲用を想定した状況ではどのような結果が得られるかを検証する実験が行われ，1日2回，0.3％もしくは1％の酢酸溶液1 mlを1ヶ月間，ラットへ経口投与することで，胃粘膜が塩酸＋エタノールから受ける損傷を有意に軽減できること（慢性の効果）が示された一方で，クエン酸には効果がないことも確認された（図2.22）．また，この効果は1回のみ投与の場合（急性）でも認められた．胃粘膜の損傷度合いを把握できる胃粘膜電位差を測定したところ，1％酢酸で10分間ラットの胃を処理しても1時間以内に元のレベルに戻ったことから，その損傷は軽微であることが確認され，また，レーザー・ドップラー血流計を用いた測定で，1％酢酸処理による胃粘膜血流の有意な増大も観察された．メカニズム解析の結果，内因性プロスタグランジン E_2 の遊離を中心とした胃粘膜防御系の賦活が酢酸によって生じていると推察された．これらの結果から，アルコール濃度の高いお酒を空腹状態で飲用する傾向がある人では，食酢の10倍希釈液を飲用し，胃粘膜の防御機構を高めておくことが1つの対応策になる可能性を示唆している．ただ，ヒトでの検証は倫理的問題や実験方法の設計上の問題もあり困難が予想される．

2.2.10 その他の機能性

食酢（酢酸）には，古くより血管拡張作用による血流増大・血行促進が見出されている．榊原らによって，閉経後の女性を対象として，食酢摂取による血流量

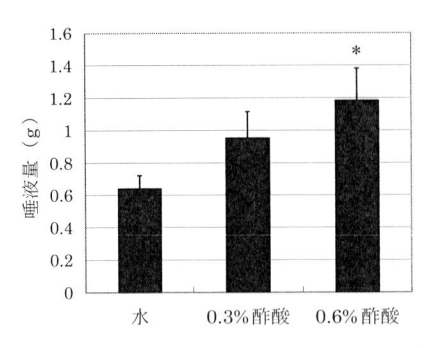

図 2.23 唾液分泌に及ぼす酢酸の影響
滅菌したガーゼ（8 cm 角）に 0.7 ml の図中表記の溶液を浸み込ませ，これを 15 秒間で 30 回咀嚼後，吐き出して重量を測定（n＝10）．試験前よりも増えた重量を唾液量として表示．＊，水に対して有意差あり（p＜0.05）．

増大が確認されており，メカニズムとして一酸化窒素の関与が推定されている．男女を問わず，食酢の長期継続摂取が冷え性の改善まで明白に期待できるかというヒトでの具体的な検証は今後の課題であろう．

酸味物質による唾液分泌促進は誰もが体験していることであり，その現象は特筆すべきものでもないが，咀嚼しながらの場面において口腔内で唾液の分泌を酢酸がどの程度促進するかが調べられ，その結果を図 2.23 に示した．唾液の分泌量は個人差が大きいことから，水と 0.6％酢酸との間でのみ有意差が認められたが，個々のヒトではほぼ例外なく酢酸濃度と唾液分泌量は正の相関があった．酢酸濃度 0.3％，0.6％は，各々，すし飯，酢の物を食べているときの濃度に近く，これらの酸味メニューによって唾液がより多く分泌されていることが定量的に示された．胃液分泌促進も食酢に限らず，酸味を示す有機酸の一般的な機能として知られている．

食酢摂取によるアレルギー発生抑制や感染予防を示唆する体験談は，免疫機能に何らかの影響を及ぼすことを想像させてきた．大倉らはラットを用いた実験で，玄麦玄米酢の摂取により血清中の IgA，IgM 濃度が有意に上昇すること，腸管膜リンパ節リンパ球の IgA 産生能も有意な上昇が認められたことを示した（大倉ら，2001）．また，その 2 年後の研究により，この作用は酢酸でも確認された．これらの結果から，酢酸が主成分の食酢の摂取は，生体防御免疫の活性化につながり，アレルギー症状の緩和，感染の予防，免疫機能低下の改善が期待される．今後，疾患モデル動物やヒトでの詳細な検討が進められることを希望したい．

短時間運動直後の乳酸の蓄積を抑制することは早期の疲労回復につながるとして，運動直後に食酢（酢酸）を含む甘味飲料を摂取させ，その効果をヒトで検証した報告がなされた（中尾ら，1997）．有意差は得られていないものの，血中乳酸値の上昇を抑える傾向が観察され，好ましい結果が得られている．ただ，「乳

酸＝疲労物質」との概念は長時間運動の場面ではすでに消失しており，乳酸は筋肉での糖質代謝の状態を間接的に推定する指標として考えられるようになっているため，乳酸に関する研究を今後行う際には注意が必要であろう．

　食酢摂取による血液サラサラ効果という表現は一般市民向けのものであり，専門的には血液流動性の促進と呼ぶべきと思われる．この血液流動性の促進に関しては，人工の毛細血管に流れる血液を観察する装置（マイクロチャネルアレイもしくはMC-FAN）を用い，赤血球変形能が高まるなどの要因で血液の通過時間が短縮されることを指標に調べられており，臼田と増田によって示された大麦黒酢の摂取での通過時間の短縮例もあるが，血液を一旦体外に取り出して抗凝固剤で血液凝固を抑制した状態での測定であること，医学的に認知された手法とまでは至っていないことなどから研究データの一層の蓄積が必要と思われる．

　酢酸（食酢）のエタノール吸収抑制作用については動物実験で確認されてはいるものの，その投与量が多いためヒトでの有効性は不確かであり検証が必要となっている．特に，中和された形で刺激が少なくヒトで飲用が容易な酢酸カリウムが，動物実験では効果が非常に弱いことから（Mochizuki *et al.*, 1990），臨床試験を行うとしても，どのような摂取形態が好ましいかなどを含め設計は難しいと予想される．

2.2.11　食酢の安全性および摂取上での注意点

　これまで述べてきたように酢酸（食酢）に様々な有用な生理機能があることがわかってくると，過剰反応（過剰な期待）によって食酢を必要以上に摂取する人達が出てくる．そこで，食酢の毒性および多めの摂取量での安全性について知っておく必要があると思われ，以下にまとめた．

　酢酸は胃粘膜へ損傷を与えることから，ラットで胃潰瘍モデルの作成に利用されてきた．ただし，ここで使用される酢酸の濃度は 10 % 以上であるため，一般家庭用として販売されている食酢の 2 倍程度の酢酸濃度となっている．中山らは食酢の急性毒性についてマウスを用いて調べ，発酵オリゴ酢および 4.5 % 酢酸の LD_{50}（半数致死量）は，各々 19.6 ml/kg および 12.5 ml/kg であること，死因は胃および十二指腸粘膜の出血，充血，びらんなど上部消化管障害による衰弱であること，ただし急性毒性は 2 倍希釈液で減弱したことを報告している（中山ら，

1993). 4.5％酢酸のLD_{50}は体重50 kgのヒトに換算すると625 mlもの量となり，希釈することなく，この量を一気に飲むことは不可能であるため，家庭用食酢の毒性は現実的には心配する必要がないことを示している．本書の胃粘膜保護の紹介部分で記述したように，1％酢酸はラットの胃を損傷させるものの，そのレベルは低く，簡単に修復される．ただし，修復機能レベルが不確かな食道粘膜の損傷を考えると，高甘味度甘味料のみに頼って砂糖や液糖の使用を控えた食酢飲料を摂取する際は，酢酸から粘膜を保護する糖質の濃度が極めて低くなるため，飲み込む際の喉の刺激がもし強く感じられる場合には長期間の連続飲用を避けることも考える必要があると思われる．

食酢の過剰摂取および長期摂取によって身体へ悪影響が出ることがあるのかを食酢飲料の形で検証した臨床試験の結果が公開されている（伏見ら，2005a；岸ら，2006）．これらによると，24～61歳の男女32名が参加した試験（1日食酢15ml分の摂取で14週間，1日食酢45 ml分の摂取で4週間）においても，24～46歳の男女24名が参加した試験（1日食酢45 ml分もしくは90 ml分の摂取で4週間）においても，血液検査，尿検査，理学的検査，医師による問診で臨床上問題となる事象は認められなかった．この臨床試験では医師が各々の被験者の身体状態に問題ないことを確認していること，延べ参加人数も多いことから，食酢希釈液の摂取上の安全性はほぼ確認されたと判断できる．今後は，相談窓口に寄せられる苦情・相談事項の中に健康上問題になる点がないかを常にチェックし，必要に応じて食酢摂取との因果関係を調べることが食品企業や行政に求められている．

なお，食酢に限らず有機酸を含む食品や飲料の摂取は歯を少し溶解させることがわかっているが，酸味食品を摂取した後，ヒトでは直ちに口腔内で唾液分泌による中和および石灰質再形成が進行するため，通常の食事や飲料摂取では神経質になる必要はない．しかし，液体ハミガキ使用時のように口腔内で意識的に長く歯と接触させることは避けるべきである．我々が直接摂取する酸味飲料では，比較的有機酸濃度が高いものとして，グレープフルーツやオレンジの100％ジュースがあり，クエン酸濃度は高いもので約1％である．食酢を希釈して飲用する場合には5倍希釈以上のため酢酸濃度は1％以下となり，食酢使用量を多めにした酢の物でも食べる際は同様の濃度である．そこで，グルコースを10％含んだ各有機酸1％溶液（W/V）を用いて歯の主成分であるリン酸カルシウムの試

薬（微細粉末）を溶解させる速度を調べたところ，ほとんど変わらないが酢酸溶液よりもクエン溶液の方がごくわずかに溶解は速いこと，両有機酸溶液ともに，時間の経過に伴い（分単位で）粉末の溶解は確実に進行することは確認できたため，これらの点は認識し，果汁や食酢の非常識な口腔内での使用は避けたい．

2.2.12　食酢（酢酸）の生理機能のまとめ

先進諸国においては，各患者の遺伝子検査によって，その遺伝子多型のタイプに基づいた投薬治療が行われるようになる．図2.24に現時点での酢酸（食酢）の生活習慣病への平均的作用メカニズムを簡潔にまとめたが，今後，各個人の体質の違いによる酢酸の作用部位や作用強度の変化が明らかにされ，その蓄積した知見から食酢の摂取が有効な人の特徴が判明する時代が到来することを期待したい．

その一方で，2型糖尿病，高血圧，肥満などの生活習慣病の原因として多数の候補遺伝子が同定されると同時に，皮肉なことに，これらの発症における環境的因子の重要性が認識され，仮に生活習慣病に関連する遺伝子を保有していても，良好な生活習慣（食生活，睡眠，運動，禁煙など）を持続すれば，発症を予防で

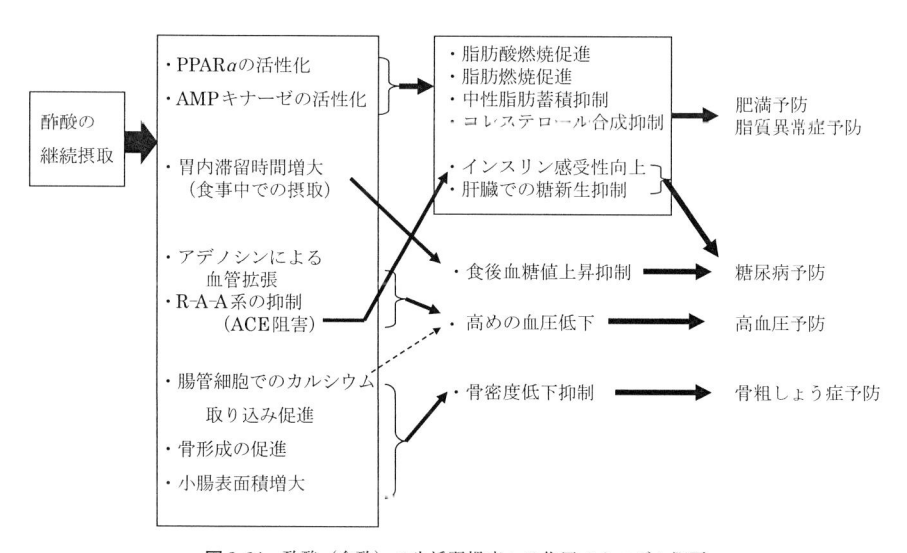

図2.24　酢酸（食酢）の生活習慣病への作用メカニズム概要

表 2.7 ヒトでの食酢有効摂取量

食後の血糖値上昇抑制	15～20 ml/回（食事ごと）
血圧が高めの人の血圧低下	15～30 ml/日
脂質異常下での総コレステロール・LDL 低下	15 ml/日
肥満者の内臓脂肪蓄積抑制	15～30 ml/日
骨粗しょう症予防	15～20 ml/日*
胃粘膜保護　急性	20 ml/回*
慢性	40 ml/日*
グリコーゲン再補充促進（空腹時）	20 ml/回（＋糖質）*

*　動物実験から推定される量

表 2.8 今後検証が期待される酢酸（食酢）の機能

健康機能	検証できる可能性（対象，期間）
(1) 健康寿命の延長	○（ネズミ，長期）
(2) 疫学的調査・追跡調査による QOL 向上の検証	○（ヒト，長期）
(3) かぜ，インフルエンザの予防	○（ヒト，短期）
(4) 味覚の健全化（幼児期）*	△（幼児，中期）

QOL：日常生活の質　○：可能性大　△：可能性中程度
*　甘味度や塩味度が低くても味に満足する味覚の形成

きる可能性が高いことが証明されてきた．生活習慣病では一般的に同一患者に複数異常が存在することが多く，それによってリスクも急激に高まるため，肥満，高血圧，脂質異常症，骨粗しょう症への予防的機能がほぼ同一の用量で示されてきている酢酸（食酢）の摂取は現状でも意義深いと思われる．表 2.7 に示された生活習慣病の中で，ほとんどの場合，予防が 1 日当たり 15 ml から 30 ml の摂取で期待できることは，現実的に継続が可能な量であるだけに注目に値する．国内の特定健診において，メタボリックシンドロームとその予備軍の合計が受診者の 1/4 に達するとの結果が明らかにされており，食生活に食酢をより多く取り入れる食習慣が推奨される．

2.2.13　今後検証が期待される健康機能

表 2.8 には今後検証が期待される酢酸（食酢）の健康機能をまとめた．この研究テーマとこれまでの研究を統合し，研究対象領域を二次元でマッピングしたものが図 2.25 である．また，別の視点で二次元化したものが図 2.26 である．今後検証が期待される健康機能は，これらの図で提示した 4 つの軸でみた場合，食品

2.2 栄養学・生理機能

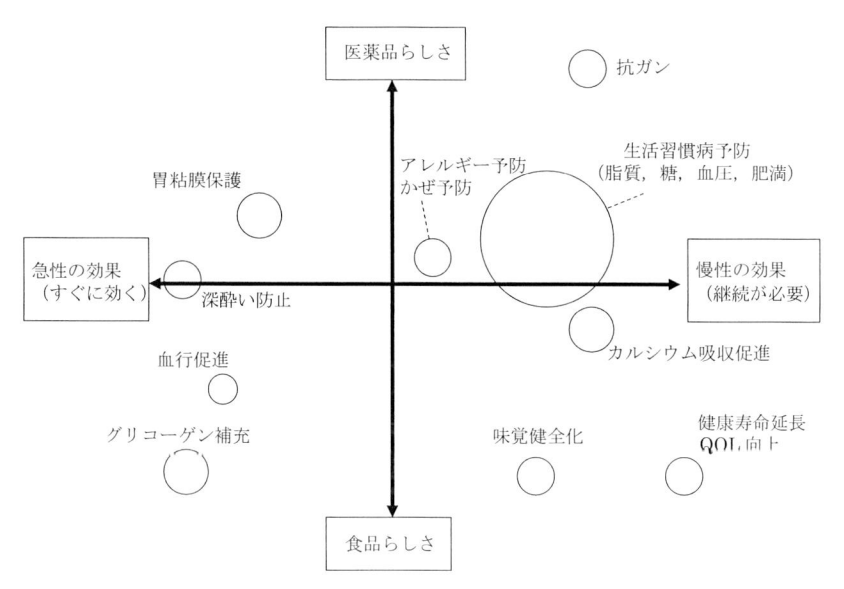

図 2.25 食酢の研究対象領域（その 1）

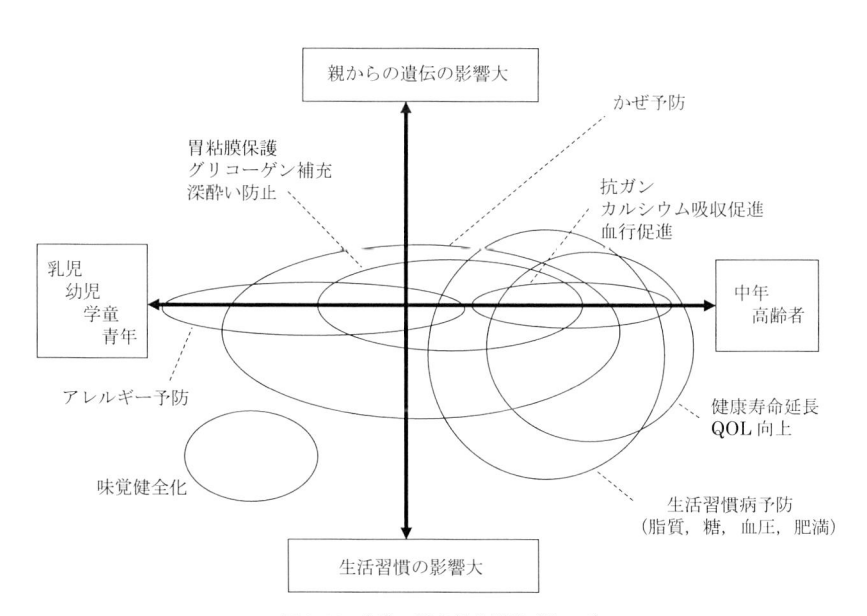

図 2.26 食酢の研究対象領域（その 2）

らしく社会的インパクトが大きいテーマであり，社会経済活動上の損失の抑制，高齢化社会での医療・介護費の抑制，少子化で社会の財産ともいえる子供の健康増進に貢献できるため，その推進を期待したい．しかし，食品企業のみで行うことは難しく，大学，公的研究機関，国，自治体などの協力が必要となってくるだろう．

2.3 調 理 学

2.3.1 調理場面での食酢の用途

食酢は酸味を有する酸性液体調味料であり，調理場面において多くの用途がある．表2.9に酸味を付与する以外の食酢（酢酸）の主な調理効果をまとめたが，食酢の強い酸性を活用した少量使用での調理用途はこれら以外にもある．例えば，① からっとした天ぷらにするため衣の小麦粉に少量食酢を加える，② じゃがいもを煮る際に食酢を少量加えることでペクチンの溶出を抑制し歯ごたえのあるものに仕上げる，③ 細かく切断される果実（リンゴなど）・野菜（ニンジンなど）と薄い濃度の食酢を接触させておくことでpHを下げ，ポリフェノール酸化酵素の働きを抑制して色の変化を防ぎ，アスコルビン酸オキシダーゼによる還元型ビタミンCの酸化を抑える，④ ハンバーグの材料に少量食酢を加えることでジュー

表2.9 食酢（酢酸）の主な調理効果

	操作法・処理法	期待される作用・効果
(1) 殺菌	数倍希釈の食酢あるいはこれにさらに食塩を添加する	・食中毒菌などの微生物の短時間での死滅
(2) 静菌	十数倍に希釈した液を調理に使用する	・食中毒菌の増殖の抑制
(3) 味の増強	食塩を減らし，食酢を加える	・料理がしっかりとした味を保ち，減塩に有効
(4) ミネラル溶出	食酢と一緒に煮込む	・骨や殻からカルシウム，マグネシウムを溶出
(5) 軟化	手羽元や肉などに加えたり，漬け込んだり，一緒に加熱する	・タンパク質に作用し，軟化や旨味成分増加 ・骨と肉の遊離も促進
(6) 油の均一化	こってりした料理に加える	・油の粒子を細かく分散させ，油っこさを緩和
(7) 色の鮮明化	食酢に漬ける 食酢を加えてゆでる	・しょうが，みょうがの桃色化 ・カリフラワー，ごぼう，レンコンの白色化
(8) ぬめり取り	食酢を加えて，ゆがく，洗浄する	・里芋や貝類などのぬめり取り
(9) 臭い消し	魚を煮る際に食酢を加える 魚の下ごしらえで酢洗いする	・アジ，イワシ，サバなどの臭みの抑制 ・生臭さの抑制

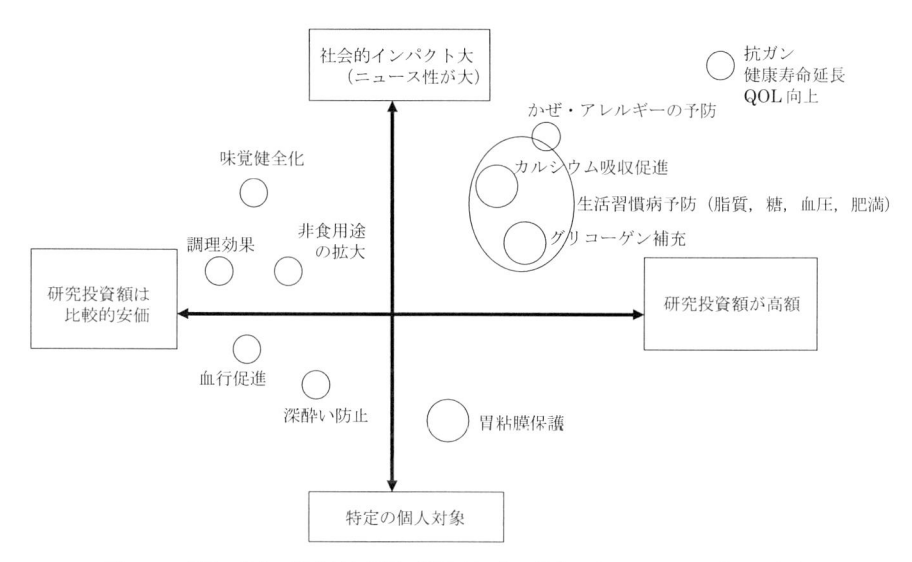

図 2.27 食酢の機能の研究対象領域（投資額；生理機能はすべてヒトでの検証を想定）

シーにさせる，⑤昆布を煮る前に食酢希釈液に浸漬しておき昆布の組織を軟化させる，⑥塩辛いものへ食酢を適量加えて味を和らげる，などである．

　前述した食酢（酢酸）の生理機能およびここで示している調理機能の研究領域に関して，ある視点で解析した結果を図 2.27 にまとめた．調理効果はニュース性があまり大きくないものの，その研究に必要な費用は安価であるため今後も地道に進められるものと思われ，住生活での非食用途の拡大とも並行して，さらなる用途開発が期待される．以下では調理学の視点から重要な 3 項目について少し説明を加える．

a. 殺菌・静菌

　酸味の付与以外で最も重宝されている食酢の使用場面は殺菌・静菌であろう．1996 年に国内で起きた大腸菌 O157 の大規模食中毒が契機となって，食酢の殺菌・静菌効果が再検討された．その結果，大腸菌 O157 のような耐性の強い細菌であっても食酢の有効性が確認され，夏場に弁当のご飯やおむすびに酸味が気付かない程度の少量の食酢が添加され，食中毒の防止に役立てられている．

　食酢の殺菌・静菌に関しては，円谷らの研究グループによって幅広く検討された．表 2.10 に示されるように，食酢は芽胞形成細菌を除くいずれの食中毒菌

表 2.10 食酢(酢酸)の殺菌作用

菌 株	殺菌に要する時間(分, 30℃)	
	食 酢	二杯酢
Escherichia coli O157:H7 NGY-10	150	10
E. coli O26:H11 NGU-9688	150	10
E. coli O111:K58:H⁻	60	1
Citrobacter freundii IID 976	10	5
Salmonella enteritidis IID 604	10	5
S. typhimurium s3035	10	2
Vibrio parahaemolyticus RIMD 2210001	<0.25	<0.25
Aeromonas hydrophila IFO 3820	<0.25	<0.25
Pseudomonas aeruginosa IID 1031	1	<0.25
Staphylococcus aureus IFO 3060	10	10
Enterococcus faecalis IID 682	360	30
Bacillus cereus IFO 13597	>240	>240

食酢,2.5％酢酸.
二杯酢,2.5％酢酸＋3.5％塩化ナトリウム.(円谷,1998)

表 2.11 酢酸の静菌作用

菌 株	グルコース0％		グルコース10％	
	酢酸0.05％	酢酸0.1％	酢酸0.05％	酢酸0.1％
E. coli O157:H7	＋＋＋＋	－	＋	－
Salmonella enteritidis	＋＋＋	－	＋	－
Vibrio parahaemolyticus	－	－	－	－
Staphylococcus aureus	＋＋＋＋	－	＋	－
Bacillus cereus	＋＋＋＋	－	－	－

30℃で培養.＋＋＋＋,1日以内に生育;＋＋＋,2日以内に生育;＋,4日以内に生育;－,4日以内には生育せず.(円谷,1998)

に対しても殺菌効果を示した.食酢単独に対して最も抵抗性が強かった大腸菌O157であっても,食塩を加えた二杯酢では食酢の場合の1/15の時間で殺菌されることが明らかにされている.表2.11では酢酸の静菌作用を紹介しており,わずか0.1％の酢酸濃度で増殖を抑制していることがわかる.これは家庭用穀物酢・米酢の酢酸濃度の約1/40にすぎない.また,グルコース濃度が高まると効果が一層高まることも示された.食酢の殺菌力に対しては強い抵抗性を示した*Bacillus cereus*は,静菌の点では他菌と変わることはなかった.

b. ミネラル溶出促進

カルシウム,マグネシウムを豊富に含む食材でありながら,人が食べる部分で

はないために廃棄されてきたものに貝殻や鶏肉の骨などがある．調理の際に食酢を少量加えて煮込むことで，これらの食材からカルシウムなどをより多く溶出させることが可能であり，調理実験で証明された（深谷ら，1999）．一例では，殻付きアサリ100 gを用いたスープ料理において，カルシウム量はワインビネガーを用いない場合で95 mg，用いた場合は120 mgとなり，有意に高値であったとのデータが出されている．

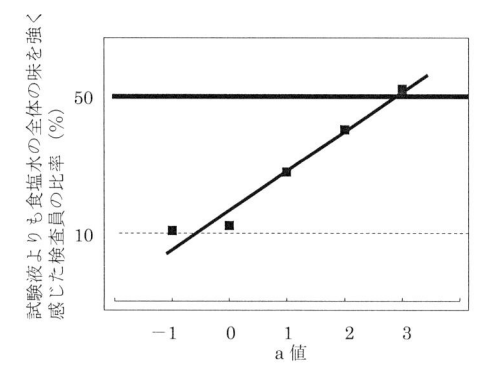

図2.28 酢酸による味増強作用の定量評価
酢酸0.15％を含む0.5％食塩水を準備し，各濃度の試験液（食塩水）と味を比較（n＝30）．グラフ横軸のa値は，左から食塩濃度が，0.417％，0.50％，0.60％，0.72％，0.864％．（多山，2002c）

c. 減 塩

伝統的な日本食は食塩を多く含み，味覚が鈍感になった高齢者へ提供する食事においても減塩することは容易ではない．食酢やレモン果汁が，食塩使用量の減少によって生じてくる調理品の味覚面での「物足りなさ」を補うことは以前より認識されており，病院食では香辛料を含め広く利用されるようになった．この味覚面での増強効果がどの程度あるかをヒト試験で数値化したデータがあり図2.28に示した．これによると，0.5％食塩水に0.15％となるよう酢酸を加えると，溶液全体の味の強さは食塩水換算で1.68倍に増強された．このことは0.15％酢酸が0.34％食塩水に相当する味の強さを付与したことを意味している．

2.3.2 美味しい酸っぱさの付与

酸味が主体のいくつかの主要な有機酸の水溶液について味を評価してみると厳密には微妙に異なる．あまりなじみのない有機酸で，豆腐の凝固剤などに使用されているグルコン酸の調理上での美味しさを探索した結果を示した論文の中で，クエン酸（レモンの酸味），乳酸（ヨーグルトの酸味），およびグルコン酸のいずれよりも酢酸を用いた方が美味しいと評価されたメニューが示されている（図2.29）．それは，すし飯，酢の物，ぽん酢醤油の3種であり，食経験が大きく影

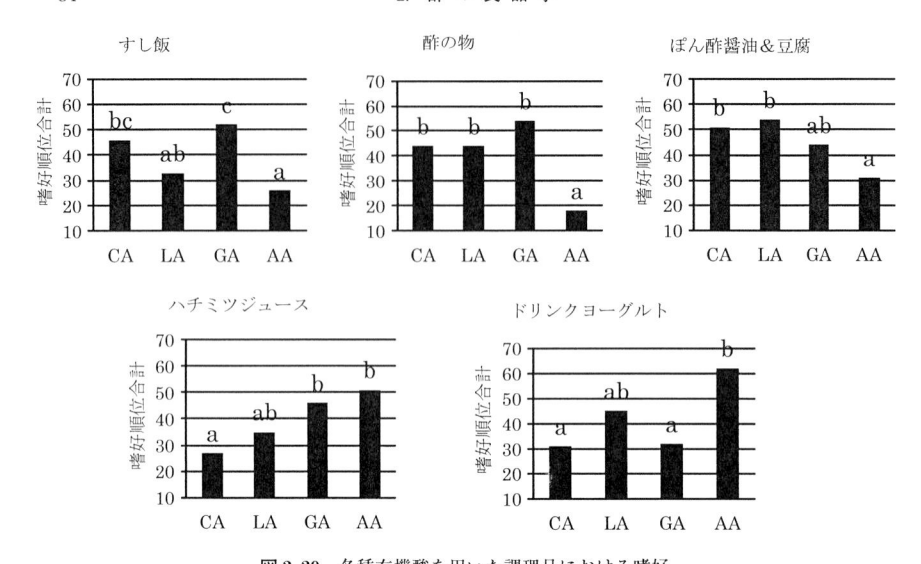

図 2.29 各種有機酸を用いた調理品における嗜好
CA, クエン酸；LA, 乳酸；GA, グルコン酸；AA, 酢酸．グラフ上の記号は同一のアルファベットを持たない場合に相互に有意差(p<0.05)が存在．嗜好順位合計は数値が低いほど好まれたことを意味．（多山ら，2011）

響しているとは思われるが，各調理品において美味しい酸っぱさが存在することが示唆された．

　高齢者での食酢の利用は，各種疾患からくるストレスや加齢に起因する消化液の減少と食欲不振，あるいはそれらによって生じる萎縮性胃炎に伴う無酸症などの症状の改善に寄与できるとして，高齢者に適した合わせ酢の検討を行った例もある．酢の物はむせるため食べ難いという理由で，食酢の代わりにレモン果汁を用いることは，前にも述べたように食事の美味しさの点で明らかに劣るメニューもあるため好ましいものではなく，食酢を使用しながらも他の調味料との併用やレシピの改良によって食べやすくすることが必要である．

2.3.3　食酢の酸味の緩和

　食酢には多くの優れた生理機能があるが，微量摂取では無意味である一方で，有効とされる食酢量（15〜30 ml）を毎日摂取し続けることは，酸味が苦手な人では簡単ではないかもしれない．調理上，甘味や旨味によるマスキングは一般

的に使われる手法である．飲用は簡便な摂取の1つの選択肢となり，野菜・果汁ミックスジュースやオレンジジュースに食酢を加えて飲むのもよい．ジュース類の中で食酢が含まれていることが意外に判別しにくいものとしてピンクグレープフルーツジュースがあげられる．200 ml のこのジュースに 7.5 ml のリンゴ酢を添加し無添加品と並べて官能評価したところ，嗜好では劣ったものの，3点識別では正解しない人が半数近くいた．ピンクグレープフルーツの酸味・苦味・甘味のバランスをこの程度のリンゴ酢であれば崩し難かったためと想像される．なお食品添加物使用による pH 上昇で酸味を軽減する方法は飲料用酢のところで述べる．

2.3.4　調理上での注意点

食酢の優れた生理機能が明らかにされ，これに伴い食酢の酸味を緩和した料理が紹介されるようになった．しかし，食酢を多めに使用した料理であっても，その料理を食べ終わった際，実際に摂取した食酢量も多いかは不明であるとして，酢酸を指標に実際の調理で摂取量を調べた例を表 2.12 に示した．これによると，酢の物では調理に使用した量の6割前後が実際に口に入っており，鶏のさっぱり煮では1割程度であった．酢の物において器に残っている液を飲むことは食事マナーの点で勧めることは難しく，食酢摂取量を意識した食生活を送る場合には，これらの欠減を考慮した上でのメニュー作成が望まれる．なお，酢酸は水とほぼ同程度に蒸発するため，食酢を含む液を煮込み，液が半量になれば，酢酸も半分近くまで減少している点は知っておきたい．また，酢酸は熱に非常に安定な物質であることも補足しておきたい．

表 2.12　メニューで実際に摂取した酢酸量

メニュー	食べる前→	実際に摂取した量（割合）
鶏のさっぱり煮	11.0 g	0.993 g (9%)
酢の物 A	1.69 g	1.17 g (69%)
酢の物 B	5.28 g	2.92 g (55%)

割合，食べる前に対する割合．上記は6人分の量としての数値．食酢メーカー推奨のレシピで3メニューを試作．鶏のさっぱり煮では調理終了後，肉部分を採取し粉砕後，水で抽出して酢酸を分析．酢の物では実際に試食後，残った調味液を回収し酢酸を分析．

2.4 酢を利用した食品

2.4.1 加工酢・調味酢

　食酢の含量が多く，しっかりした酸味を示し，様々な原材料も加えられた加工酢（調味酢）の利用は，手軽さや美味しさから広く使われている．寿司は日本人が最も好むメニューといわれており，外食・中食・内食での寿司の人気は高く，調味酢としての家庭用・業務用のすし酢（すし用合わせ酢）は長年確実な需要がある．海外での日本食も人気があり，世界的な広がりをみせている．すし酢以外では，らっきょう酢の他，酢の物用，サラダ用，マリネ用などの調味酢が発売されている．ベースとなる食酢に加えられる原材料は，果糖ぶどう糖液糖，砂糖，はちみつ，食塩，アミノ酸，香辛料，柑橘果汁，酸味料，香料，昆布だし，鰹だし，オニオンエキス，醤油，蛋白加水分解物などである．

　寿司メニューは一人前当たりの食塩量が 3～4 g であり決して少ない量ではない上に（ミツカン　ホームページ参照），美味しいため，つい食べ過ぎてしまうこともある．これに着目し，減塩を目的とした調理研究が行われ，食塩含量の低い「すし酢」の開発につながる研究結果もある．これによると，すし飯を造る際に食塩を 1/2 量としても，食酢を減らし，グルコン酸を添加すれば意外にも美味しさを維持できるとしており，学生による試食評価ながら，嗜好が有意に劣ることはなかった（図 2.30）．食塩の代わりに塩化カリウムを使用して減塩する場合は苦味などが強まるため美味しさの面で問題になる他，高齢化に伴い腎機能が衰えるとカリウムの多めの摂取は好ましくないため塩類そのものを減量した調味料が望まれており，これらの点で，酸味料である上述したグルコン酸の利用は比較的有用性が高いと思われる．な

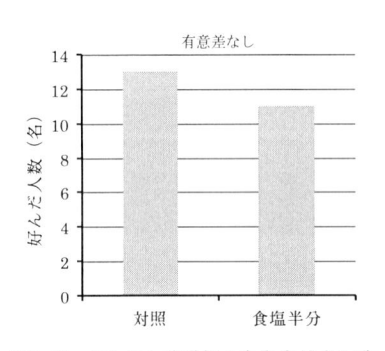

図 2.30　グルコン酸添加の食塩半量すし酢の嗜好

対照は食酢 80 ml，砂糖 33 g，食塩 6.66 g からなるすし酢．食塩半分は食酢 40 ml，砂糖 33 g，食塩 3.33 g，グルコノデルタラクトン 6.66 g からなるすし酢．各々包装米飯 700 g の乾熱処理品へ加え充分混合後，試食により評価．グルコノデルタラクトンは水に溶解するとグルコン酸に変わる．（多山ら，2011）

お，グルコン酸は食酢以外に，はちみつ，ワインなどに自然に含まれている有機酸である．

食酢と加工酢（調味酢）とは厳密には定義が異なる別物であるが，一般消費者は理解していないことから，この点に着目し様々なタイプの加工酢が市場に出ている．「食酢」は酢酸発酵させたものであり，その発酵後に加えてよいものは濃度を含めて非常に限定されている一方で，「加工酢・調味酢」は食酢がベースにはなるものの，これに種々の原材料が様々な濃度で添加されている．食酢の欠点をカバーする原材料を加えることができるため，加工酢（調味酢）の利用は今後も長く続くことになろう．

2.4.2 ドレッシング・マヨネーズ

ドレッシングやマヨネーズは家庭の冷蔵庫に常備してある調味料となっている．マヨネーズは，半固体状ドレッシングのうち，規定された原材料を使用したものと定義される一方，ドレッシングは様々な種類がある（キユーピー ホームページ参照）．マヨネーズに含まれる植物油脂の含量は7～8割であり，油を多く

表 2.13 各種食品中の酢酸含量

食品	名称・品名など	含量	食品	名称・品名	含量
穀物酢	穀物酢（酸度4.2%）	36.7	バルサミコ酢	ブドウ酢	
米酢	米酢（酸度4.5%）	39.1	A	（酸度6%）	30.8
香酢	米酢	32.6	B		42.8
レモン酢	果汁入り飲料	6.0	C		25.2
食膳酢4倍	果汁入り飲料	15.3	D		48.4
飲用酢5倍	調味酢	16.9	E		46.4
食膳酢4倍	調味酢（飲用）	13.2	F		48.0
飲用酢3倍	清涼飲料水	7.6	G		52.4
もろみ酢	清涼飲料水	0.089			
土佐酢	調味酢	12.2	味ぽん	味付けぽん酢	10.1
			ソース ウスター	ウスターソース	16.4*
ドレッシングA	調味料（ノンオイル）	15.2*	ウスターソース ゴールド	ウスターソース	13.5*
ドレッシングB	調味料（ノンオイル）	12.1*	有機ウスターソース	ウスターソース	9.4*
ノンオイルごま	調味料（ノンオイル）	8.6*	お好みソース	濃厚ソース	3.2*
フレンチ	ドレッシング	6.2*	トマトケチャップA	トマトケチャップ	4.0*
アイランド	ドレッシング	4.9*	トマトケチャップB	トマトケチャップ	3.2*
			トマトケチャップC	トマトケチャップ	6.6*

g/l（*, g/kg） （多山ら，2008）

表 2.14 醸造酢中の酢酸エチル・エタノールのマヨネーズの香りへの影響

食酢サンプル	エタノール残量	酢酸エチル量	点数	官能評価コメント
比較品 1	0.31 %	0.043 %	43	アルコール臭が気になる
比較品 2	0.19 %	0.085 %	35	刺激臭がある
比較品 3	0.17 %	0.051 %	50	わずかに刺激臭あり
改良品 1	0.20 %	0.055 %	60	香りはよい
改良品 2	0.17 %	0.025 %	65	すっきりした香りで良い

点数,評価員の点数を合計したもので,高得点ほど高い評価となる.
方法,酸度15％の各種高酸度醸造酢を用いてマヨネーズを試作し,サラダを試食しながら評価.(杉山ら,1999)

含むこの調味料を食べやすいものにしているのは,乳化剤として働く卵および酸味や防腐機能を付与する食酢である.この食酢の使用量は1割程度であり,これら以外に,砂糖などの糖類,食塩,アミノ酸,果汁,香辛料などが加えられている.ドレッシングでは植物油脂の含量が少なめとなっており,増粘剤が添加されているものも多く,食酢の使用量は様々でマヨネーズより多いものが目立つ.実際に酢酸含量を分析した報告もなされており,ノンオイルタイプのドレッシングには比較的多く含まれていること,ソースにはドレッシング並みに酢酸が含まれていることも示されている(表2.13).なお,マヨネーズに使用される食酢量はそれほど多くはないものの,その食酢に微量含まれるエタノールや酢酸エチルが,マヨネーズの香り品質を想像以上に変えることを示唆する知見もあり(表2.14),美味しさを一層高める取り組みが進んでいる.

2.4.3 飲料用酢

食酢への健康イメージが高まるにつれて,食酢を飲用によって手軽に摂取しようとする人が増えてきたため,これに着目した食品メーカーが各種の飲料用酢(飲用酢)を発売している.ストレートタイプと水で希釈が必要な濃縮タイプがある.食酢の酸味を緩和して飲みやすくする一般的手法は甘味の増強によるマスキングであるため,飲用酢では食酢(醸造酢)に,果糖ぶどう糖液糖,砂糖,はちみつ,人工甘味料などが加えられ,各種果汁も用いられる.味の調整目的の酸味料,香り付けによる美味しさ向上のための香料,色の調整のための色素が添加されるとともに,食品添加物の炭酸カリウムを酸味の緩和を意図して用いる場合もある.実際に1*l*中にリンゴ酢150 m*l*とハチミツ150 gを含む飲料を試作し,これに炭

酸カリウムを 2.5 g 添加したものも準備し，両者の嗜好を調べたところ，炭酸カリウム添加で pH を高めて（pH が 3.0 程度から 4.2 程度へ上昇）酸味を軽減した方が圧倒的に好まれたことから（33 名による 2 点嗜好評価で危険率 < 0.1 ％ で有意差あり），酸味の緩和は嗜好を高める上で極めて重要となっている．ただし，炭酸カリウムの使用では，酸味が弱くなることで甘味が強めに感じられるようになり，カリウムに由来する塩味を感じる人もいることから，添加量は注意する必要がある．

　前述したピンクグレープフルーツによる酢酸の刺激味の緩和現象は市販スポーツドリンクでも体験できることから，酢酸とクエン酸の味覚面での相互作用に着目し検討したところ，以下の知見を 19 名の学生による官能評価で得た．まず，ともに砂糖を 5 ％ 含む，クエン酸 1 ％ と酢酸 1 ％ の両溶液は酸味度がほぼ同等であるが，酢酸の独特の刺激によって両者の識別が簡単なことに加えて，嗜好の点ではクエン酸が圧倒的に好まれることを確認した．次に，両者を様々な比率で混合したところ，酢酸溶液を 4 割以内で使用すれば飲みやすさの評価でクエン酸溶液単独と有意差がないことが明らかになった．酢酸溶液のこの使用限度は当初の予想を大きく超えており，一部の市販飲用酢にクエン酸が添加されている理由の一端が理解できた．

　使用原材料に制約があり，酢酸発酵後での添加もほとんど認められない「食酢」そのものを飲用酢として提供することは技術的に難易度が高く，このような商品がほとんどない一方で，比較的自由に原材料を選ぶことができる「調味酢」「飲料」「清涼飲料水」に分類される飲用酢は，多くの中小メーカーが発売でき，地域経済の活性化に役立てる動きもある．なお，飲用酢に使用する際の食酢の栄養学的な欠点は，① 多彩なビタミンを含まない，② 食物繊維を多く含むものは少ない，の 2 点があげられる．したがって，食物繊維を豊富に含むよう特別に調製された野菜・果物ミックスジュースに食酢が含まれる形態のものは，かなり理想的な飲用酢と考えられる．

2.4.4　その他

　ぽん酢グループに含まれる味付けぽん酢（ぽん酢醤油）は，以前は鍋物専用の調味料として使用されていたが，その後，手軽さや美味しさ，価格面での安さに

加え，食品メーカーの告知もあって徐々に用途が広がり，現在では，焼魚，おろし焼肉，ぎょうざ，かつおのたたきなどの料理に広く用いられている．醤油と柑橘果汁がベースとなり，食酢や糖が加えられた調味料であり，さらに，食塩，アミノ酸，酸味料，香料が添加され，商品によっては，昆布や鰹だし，酵母エキス，発酵調味料なども加えられている．増粘多糖類のゲル化剤を添加することで，粘性を高め，食材に載せたり和えたりすることができるようにした商品もある．

味付けぽん酢に含まれる食塩濃度は醤油（濃口）の約1/2であることから，減塩のための醤油代替品としても告知されている．しかし，食事の際の使用量が醤油の2倍であれば無意味であるため，この点を検証することにした．使用量が摂取量とほぼ等しくなるよう調味料使用方法や食べ方を事前に指示した上で試食評価を行った結果，豆腐を美味しく食べる際に用いた味付けぽん酢の使用量は平均で醤油の1.3倍にすぎず，食塩濃度から計算された食塩摂取量は醤油の2/3となり，味付けぽん酢を使用した際の減塩効果が確認された（図2.31）．日本人の食塩摂取量は減少傾向にはあるものの，1つの目標でもある高血圧予防指針の1日6g未満は達成困難な状況であるため，食生活の大幅な見直しが必要となっており，ぽん酢のような減塩調味料の一層の普及は小さな一歩ではあるが，食事での使用頻度は少なくないだけに期待が大きい．

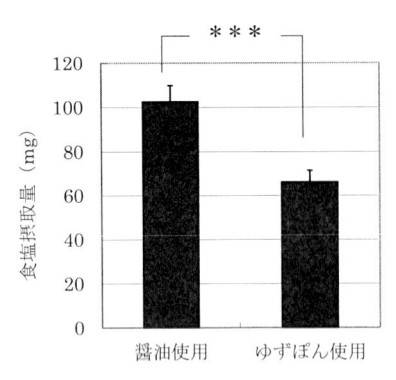

〔多山賢二〕

図2.31 各調味料で美味しく豆腐を食べた際の食塩摂取量

絹ごし豆腐15gをカップにとり，これに醤油（キッコーマン濃口）もしくは味付けぽん酢（ミツカンゆずぽん）を各人が美味しく食べることができると判断した最低量をかけ，混ぜながらすべてを残さず試食してもらい，かけた調味料の容量を定量ピペットの減少量から算出し，これと各調味料の食塩濃度から，摂取した食塩絶対量を算出後，データを集約して統計解析を実施（パネラー33名）．＊＊＊，有意差あり（$p<0.001$）．

文　献

深谷正裕他（1999）．日本食品科学工学会誌，**46**, 94-98.
伏見宗士他（2005a）．生活衛生，**49**, 267-278.

伏見宗士他 (2005b). 健康・栄養食品研究, 8, 13-26.
Fushimi, T. et al. (2001). J. Nutr., 131, 1973-1977.
Fushimi, T. & Sato, Y. (2005). British Journal of Nutrition, 94, 714-719.
Fushimi, T. et al. (2006). Br. J. Nutr., 95, 916-924.
東出敏男他 (1993). 日食工誌, 40, 496-505.
伊藤 寛 (1978). 醸協, 73, 453-460.
稲毛寛子他 (2006). 日本臨床栄養学会雑誌, 27, 321-325.
梶本修身他 (2001). 健康・栄養食品研究, 4, 47-60.
梶本修身他 (2003). 健康・栄養食品研究, 6, 51-68.
河内正二他 (2000). 薬理と治療, 28, 473-480.
岸 幹也他 (2006). 日本臨床栄養学会雑誌, 27, 313-320.
Kishi, M. et al. (1999). Biosci. Biotechnol. Biochem., 63, 905-910.
Kondo, S. et al. (2001). Biosci. Biotechnol. Biochem., 65, 2690-2694.
Kondo, T. et al. (2009a). Biosci. Biotechnol. Biochem., 73, 1837-1843.
Kondo, T. et al. (2009b). J. Agric. Food Chem., 57, 5982-5986.
Mochizuki, S. et al. (1990). Agric. Biol. Chem., 54, 2579-2583.
武藤泰敏・五十嵐美樹 (2002). 健康・栄養食品研究, 5, 145-152.
中尾千登世他 (1997). Nagoya J. Health Physical Fitness Sports, 20, 59-66.
Nakao, C. et al. (2001). J. Med. Sci. Sports, 11, 33-37.
中山貞男他 (1993). 基礎と臨床, 27, 3117-3125.
小田原誠他 (2008). 日本食品科学工学会誌, 55, 81-86.
Ogawa, N. et al. (2000). J. Nutr., 130, 507-513.
大倉健一他 (2001). 日本食品科学工学会誌, 48, 14-19.
Sakakibara, S. et al. (2006). Biochem. Biophys. Res. Commun., 344, 597-604.
杉山 聡他 (1999). 特許公開平 11-178565.
谷澤久之他 (1983). 日本栄養・食糧学会誌, 36, 283-289.
多山賢二・西澤直行 (1999). 醸協, 94, 792-796.
多山賢二他 (2001). 特許公開 2001-204440.
多山賢二他 (2002a). 特許公開 2002-193797.
多山賢二他 (2002b). 特許公開 2002-255801.
多山賢二 (2002c). 醸協, 97, 693-699.
多山賢二他 (2008). 鈴峯女子短大研究集報 (自然科学), 42, 1-6.
多山賢二他 (2011). 日本食生活学会誌, 22, 241-249.
円谷悦造 (1998). 食品工業, 41, 25-34.
山田巳喜男 (2006). ミツカン酢ポットライト NEWS, 4, 2-4.
Yamashita, H. et al. (2007). Biosci. Biotechnol. Biochem., 71, 1236-1243.
Yamashita, H. et al. (2009). Biosci. Biotechnol. Biochem., 73, 570-576.

3 酢の醸造学

● 3.1 酢製造の一般技術 ●

3.1.1 酢製造法の原理

酢の主成分は，酢酸である．食酢に含まれる酢酸の濃度を酸度というが，一般家庭では4～5％酸度の酢が用いられる．工業的には10～20％酸度の高酸度醸造酢も生産されているが，それらはソース，マヨネーズ，ドレッシングなどの調味料の原料として用いられている．

酢酸は，酢酸菌の働きにより，アルコールから造られる．つまり，酒の原料となるものは何でも酢の原料として用いることができる．

食酢は世界中で造られており，多くはその地域で造られている酒と同じ原料から作られる．アジアでは，米酢（日本，韓国，台湾と中国の揚子江流域以南）や雑穀酢（揚子江以北の中国）が主であり，欧米ではワイン酢（ブドウ酢ともいう，南欧，南アメリカ南部，オーストラリア，ニュージーランド）やリンゴ酢（イギリスの一部，ドイツや米国）などが代表的である．その他，麦芽酢（モルト酢ともいう，イギリス），ナツメヤシの実から造るデーツ酢（北部アフリカ，中近東），純アルコールを用いたアルコール酢（北欧）などがあげられる．

以下，酢酸発酵の一般原理について記述する．

アルコールは，酵母菌の働きにより，糖分から造られる．糖分を含む果実などは破砕搾汁し，デンプン質を含む米などはデンプンを糖化してアルコール発酵に供する．すなわち，食酢の製造法は図3.1に示すように，酵母菌が働いて原料に含まれる糖分をアルコールに変える第一工程と，酢酸菌が働いてアルコールから酢酸を造る第二工程に大きく分けられる．デンプン質を原料とする場合には，デ

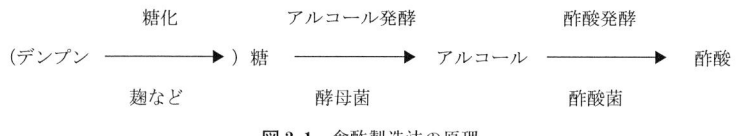

```
              糖化          アルコール発酵        酢酸発酵
（デンプン ──────→）糖 ──────→ アルコール ──────→ 酢酸
              麹など         酵母菌            酢酸菌
```
図 3.1 食酢製造法の原理

ンプンを麹菌などにより糖化する前処理工程がさらに必要である．

a. 糖 化

デンプン質原料は，デンプンを糖分（ブドウ糖）に分解することが必要である．糖分でないと，酵母菌が働けない．デンプンを糖分に変えるには，麹菌や麦芽，あるいはそれらから抽出した糖化酵素が必要である．糖化の反応は加水分解であり，以下の化学式で表される．

$$(C_6H_{10}O_5)_n + (H_2O)_n \rightarrow nC_6H_{12}O_6$$
デンプン　　　水　　　ブドウ糖

この式から計算すると，デンプン 1 kg から糖 1.1 kg が生成する．水が加わった分だけ，得られる糖分の重量が増えている．

b. アルコール発酵

酵母菌の働きにより，糖（ブドウ糖）からアルコール（エタノール）ができる．アルコール発酵は以下の化学式で表される．

$$C_6H_{12}O_6 \rightarrow 2C_2H_5OH + 2CO_2$$
ブドウ糖　エタノール　炭酸ガス

ブドウ糖 1 分子からアルコール 2 分子と炭酸ガス 2 分子を生ずる．炭酸ガスは，多くの場合空中に解け出て行くが，ビールやシャンパンでは液中に残りのその泡の成分となる．

理論的には，ブドウ糖 1 kg が完全にアルコールに変化すると，0.53 kg のアルコールが得られる．しかし実際には，発酵中に酵母菌が増殖するためにブドウ糖を消費する．約 20 ％ の糖が消費されて，得られるアルコールは約 0.42 kg である．アルコールは容量 ％（100 ml 中に 100 ％ アルコールが含まれる容量）として表示される．アルコールの比重は 0.7947 なので，容量で算出すると 0.528 l が生成することになる．

上記の計算により，アルコール 1 l を造るためには，糖分約 2 kg が必要という

ことになる．したがって，アルコール12％のワインを造るには，原料のブドウに24％以上の糖分が必要だということになる．日本酒のアルコール濃度は平均して16％であり，実際には20％以上のアルコールも生成する．このような高濃度のアルコールが生じるのは，世界でもめずらしい発酵である．20％のアルコールを生成するためには，発酵前に40％以上の糖が含まれる必要があると計算される．日本酒の製造では，デンプンが麹で糖化される工程と糖が酵母菌でアルコール発酵される工程がもろみ中で同時に進行するため，糖が高濃度蓄積することなく高濃度のアルコールが蓄積する．この発酵は並行複発酵法と呼ばれている．なお，ブランデーやウィスキー，ウォッカや焼酎など他の高濃度アルコール酒は，低濃度のアルコール液を加熱・蒸留により濃縮して造る．蒸留酒と呼び，日本酒など醸造酒とは異なるものである．

c. 酢酸発酵

酢酸菌の働きにより，アルコールから酢酸ができる．酢酸発酵は以下の化学式で表される．

$$C_2H_5OH + O_2 \rightarrow CH_3COOH + H_2O$$
　　　　エタノール　酸素　　　酢酸　　　水

アルコール1分子と酸素1分子から酢酸1分子と水1分子を生ずる．したがって，酢酸発酵には多量の空気が必要となる．

理論的には，1 kgのアルコールが1.304 kgの酢酸になる．しかしながら実際には，発酵中に酢酸菌が増殖するために消費する他アルコールとして残存する分もあり，1 kgのアルコールから約1 kgの酢酸が生成する．

d. 微生物

酢製造に関与する主な微生物は酵母と酢酸菌である．他にデンプン質原料を糖分に変える麹を造る麹菌のかびがあるが，製麹の項（p.101参照）で触れる．

1) 酵母菌

糖分をアルコール発酵させてアルコールを造るのに関係するのが酵母菌である．アルコール発酵には *Saccharomyces* 属に含まれる酵母が使われる．栄養細胞は卵円形で，多極出芽法（菌体のどの面からでも芽を出して娘細胞を生ずる）によって増殖し，平滑で球形または卵形の子嚢胞子（栄養や環境状態が悪くなる

と菌体内に1〜4個の胞子，いうなれば種子を造る）を形成する．この属の酵母には，パン酵母，アルコール酵母，清酒酵母，ビール酵母やブドウ酒酵母が含まれる．

一般にはアルコール酵母や清酒酵母が米や穀物からのアルコール発酵に使われ，果汁の発酵にはブドウ酒酵母が適している．酵母の種類により同じ原料を使った場合でも香りが異なるので，酵母の選択は大切である．

2）酢酸菌

酢酸菌の性質については4章に譲り，ここでは酢製造に関係ある事項のみに限る．

酢酸菌は先にも述べたように，発酵に際しては多量の空気を必要とする好気発酵菌である．後に述べるように発酵法に平面発酵法と全面発酵法の2法があるが，前者では液面に薄い菌膜を張る．この菌膜は菌体の集まりで，この膜と接した液面で酸化発酵が行われる．一方，後者ではもろみ（酢の原料，アルコールを含む液）を撹拌し，空気を供給しながら菌体ともろみが常に触れながら酸化が進む．

酢を造るには，まず原料に適した酢酸菌を多量に培養した種酢を造ることから始める．

種　酢　ふつうの発酵工業では，その生産に適した純粋菌を拡大培養して使うのが一般的であるが，酢製造においては現在でも，ほとんどが種酢を使用している．種酢は発酵経過の良好である，あるいは良好であったもろみの一部を用いる．極端な場合には発酵の終わったもろみを一部残して，次回発酵の種酢として使う場合もある．

種酢を用いる最大の理由は，酢酸発酵は非常に低いpHの状態で行われるので，一般の微生物の汚染を受ける危険性が非常に低いからである．しかも普通のもろみでは主要な酢酸菌が単独で存在するのではなく，数種の菌が混在し共同して働くばかりでなく，酢酸菌以外の微生物も混在し，種々の微量生産物が，特徴ある風味を付与することも理由の1つである．

もちろん分離された菌から拡大培養して種酢を造ることもある．あらかじめ選定した菌株をフラスコで培養しておきこれを種酢する．常法により斜面培養から1〜3白金耳を適当な培地10 mlに接種し，振盪培養では2〜3日，静置培養ではできるだけ表面積を広くし，28〜30℃で4〜5日間培養すると薄い膜を張る．次

にこの 10 ml の培養液をさらに 10 倍量の培養液に移して培養する．このように 10 倍量ずつ増やして種酢とする．

　表面発酵法の場合には，種酢のかわりに菌膜を移植する方法も行われる．菌膜は菌体なので，老熟した菌膜や若い菌膜を避け，順調な発酵をたどった仕込み後約 7～15 日目くらいのものを使う．大事なことは膜を破らないようにし，しかも沈下させずに液面に浮かせるように移植することである．セルロイドのような下敷の上に膜をすくい上げ，そのままそっと新しい液面に上手に浮かべる．仕込みと同時に移植すると翌日から 2～3 日で液面に広がって増殖していく．菌膜が老化し厚くなると酸化が鈍るので，その菌膜を落として新しい菌膜を移植したり，雑菌に汚された場合の救済にもこの菌膜移植法が試みられる．

　種菌として使われる優良菌の条件としては，菌膜を早く張り，菌膜の老化が遅く発酵の終了するまで健全な膜を保持し，酸生成の開始が早く，酸の生成が直線的に最後まで進み，菌膜移植した場合には速やかに菌膜を張る菌がよい．天然培地での生成が良好で，目的の濃度まで酸化し，生成した酢酸を酸化せず，発酵液を混濁せず，製品の精製が容易で，製品に異味，異臭がなく芳香を有する菌がよい．全面発酵法では上記の菌膜の項目を除いた条件の菌が優良菌ということになる．

〔外内尚人〕

3.2　原料と前処理

3.2.1　原　料

　前にも述べたようにデンプン質原料と糖質原料に大きく分けられるが，実際にはどのような原料が使われているかを考えてみよう．

a.　デンプン質原料

　米酢の原料としては，業者が政府から買い入れる破砕精米の他に，玄米，白米，外砕米，白ぬかを使用している．近ごろは，清酒醸造時に掛米（デンプン質原料として使う米）として使用する α 米（蒸した状態の米で加熱することなく麹菌や酵素の作用を受け分解する米）製造時に出る破砕 α 米の利用も行われている．破砕精米，玄米，白米や外砕米の一部は麹原料としても使われるが，白ぬかは主にデンプン質源として使う．

雑穀類として使用されているものに，玉蜀黍粉，タピオカデンプン，甘藷デンプンや馬鈴薯デンプンがあるが，少量では粟，稗やハト麦などがある．

麦芽酢では糖化源として麦芽を使うが，麦芽の発芽法はビール麦芽製造法で行われている．床式法，床式機械法や密閉式発芽法のいずれでもよいが，一般には麦芽製造業者から乾燥麦芽を購入して使っている．

b. 酒　粕

清酒醸造時に副生する酒粕を利用する．我が国独特の製法である．

酒造期の秋から冬にかけて副生する酒粕を，5〜6 kl の木桶，ホーロー製の容器やコンクリートタンクに空気を遮断し，密封状態で踏み込んで置き，2〜3 年貯蔵すると白い新粕が八丁味噌のような水飴色に変わる．その間に，粕中に含まれる炭水化物やタンパク質（麴菌や酵母菌体など）が，粕中に含まれる酵素や菌体により分解または自己消化される．アルコールや糖分，有機酸や窒素成分が増える（表3.1）．このような熟成粕を使う．酒粕はメーカーにより一定でないのでよく吟味して，芳香美味なアルコール分の多いものがよい．低精白米の酒粕は，窒素分や鉄分などで褐変が早い．

c. 果　実

果実酢として主なものはブドウ酢とリンゴ酢であるが，果物であればどのような果実でも酢になる．ミカン，レモン，モモ，カキ，イチジク，バナナやパイナップルなどである．カキ酢については，家庭用として造られてきたが，近頃は各地方で工業化されつつある．バナナ酢やパイナップル酢は熱帯で造られている．

主要な原料であるリンゴは完熟した，腐敗部や虫喰がなく，糖分含量の多いも

表3.1　酒粕貯蔵中の成分変化（％）（(株) ミツカングループ本社提供）

成　分	新　粕	2年粕 (14ヶ月貯蔵)	3年粕 (27ヶ月貯蔵)
可溶性固形分	7.3	15.6	17.0
アルコール分	13.1	15.2	18.7
揮発酸（酢酸として）	0.09	0.18	0.09
不揮発酸（乳酸として）	0.14	0.31	0.89
デンプン	9.27	5.89	4.18
糖分	0.43	2.96	3.12
デキストリン	1.06	3.31	5.02
可溶性窒素	0.45	0.69	0.72

のがよい．我が国では紅玉（糖分も酸量も適量）や国光（糖分は多いが酸量が少ない）などを原料としている．未熟なものはペクチンが多く，製品の清澄が困難である．

多くの工場では，果汁業者から果汁を購入しているが，購入した果汁の糖分と酸度は重要である．酸敗したブドウ酒やリンゴ酒を原料とする場合には亜硫酸（SO_2；ブドウ酒製造時や貯蔵時に雑菌防止のため加える），特に酒のなかの亜硫酸含量にも注意が必要である．亜硫酸含量が多いと酢酸発酵が行われない．

d. 糖質原料

糖質原料はデンプン質原料と異なり，原料の処理や糖化を要しないために，施設，製造技術，コスト，エネルギーバランスなど多くの面で有利な原料である．糖蜜の他に砂糖キビの搾汁も用いられる．アルコール原料では少々の不純物を含んでいても蒸留時に分離されるが，酢の場合は濾過以外には不純物が分けられないので，良質の糖蜜が望まれる．

e. 水

製品の大部分は水によって占められているので，水質は重要な因子である．造酢に適した水とは，清酒やビールの醸造用水に準じたものである．pH $6.8〜7.2$，硬度 $3〜5$ 度，四季を通じて水温のいちじるしい変化が少なく，無色透明，異臭味のないものが良水とされている．鉄分の多い水は，製品の味と色を損ね，沈殿を生ずることもあるから，水中 0.1 ppm 以下のものを選ぶ．塩分は発酵や味に影響を及ぼすので，だいたい 30 ppm から 40 ppm 程度のものがよいとされている．

3.2.2 原料処理

デンプン質原料であれば，一度糖化後糖質とし，果実であれば，搾汁後果汁とし，糖質原料の糖蜜であれば薄めて，いずれもアルコール発酵と酢酸発酵を経て酢にする．

a. デンプン質原料

デンプン質原料として，主に米，白ぬか，雑穀類や麦芽が使われる．ここでは清酒の副産物としての酒粕もこれに含めて述べる．

1) 米

　米を原料として造る酢は，大なり小なりその香りや味が米からの影響を受けることはいうまでもない．米は米酢や，その他のデンプン質原料を糖化する糖化源（麴）や，アルコール原料となる．

　米の品質は，清酒に使われるような上質米でなくても，政府から買い入れる破砕精米，白米，外米，外砕米，玄米やα米などでよい．

　米酢，壺酢や他の醸造酢で使う糖化源として麴が主に使われる．清酒醸造においては，昔から一麴，二酛（酒母をいう．多量の清酒酵母を含む．一種のスターター），三造りといい，麴が第一条件にあげられるが，酢醸造においても，酢の品質に大きな影響を与えている．製麴の工程で蒸米に麴菌が繁殖し，各種の酵素や代謝物を生産する．さらに酵素はもろみ（発酵液）中で麴自身ならびに仕込みに用いた原料に作用し，アミラーゼ系酵素はデンプンを分解し糖分に，プロテアーゼ系酵素はタンパク質を分解してペプチドやアミノ酸にする．これらはアルコール発酵中に酵母の栄養源となり，さらに次に酢酸菌の栄養源となり，残ったものは酢の味に，また微生物の作用により香味成分となる．

i) 洗米，浸漬　　洗米は原料米中のきょう雑物やぬか分を除くために行う．処理量が少ない場合は手洗いによるが，大量の場合には自動式洗米機を用いる．洗米中に米は10～15％の水分を吸収する．

　浸漬は米粒中のデンプンに麴菌が繁殖しやすい状態（α化）にするための蒸しに必要な水分(吸水率25～30％)を吸水するために行う（原料米を100 kg浸漬し，処理後の重量が125～130 kgになったとき吸水率が25～30％という．蒸しによりさらに10％ぐらい吸水率が増える）．浸漬による水の吸水率，吸水速度は米の性質，乾燥度により異なる．内地米では軟質で外米より水を吸いやすい．また砕米は丸米より米粒の表面積が広く，吸水速度が速く，米粒が小さいほど米粒間に水を保持し，水切れが悪く，蒸米が軟弱になりやすい．

　破砕精米は限定吸水を行う．洗米開始から水切りまでの標準時間を15分とし，砕米の大きさ，米の性質，洗米・浸漬水の水温などで変わるので，蒸米の硬軟をみて，硬いときは処理時間を長くし，軟らかいときには短くする．

　外砕米は吸水しにくく，浸漬後一度蒸きょうし，米の組織を壊してから撒水または再浸漬し，米粒の中心まで十分に吸水させる．

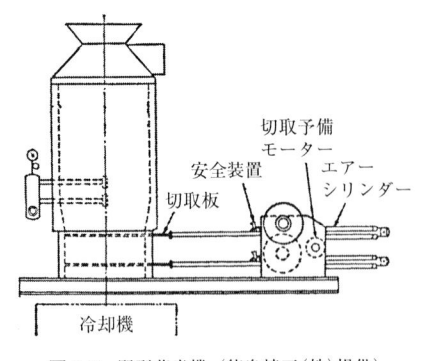

図 3.2 竪型蒸米機（徳島精工(株)提供）

ii) **蒸し**　蒸しはデンプン質原料に含まれるデンプン，タンパク質などが麹菌の酵素によって作用を受けやすい状態にするために行う．蒸し時間は15～30分でよいとされているが，実際には安全率を考えて30～60分蒸すのがよい．蒸しはデンプン質をα化し，またタンパク質を変性させて麹や酵素の作用を受けやすくする．

iii) **甑**　木桶の底板に孔を開け，孔の上に蒸気分散用のコマを置き，サナ（蒸気が通りやすくする）を設け，その上に布を敷き，浸漬米を蒸気の通り抜けるのを待ちながら置くのが抜掛法で，在来法である．現在はボイラーが普及してきたので，材料や工作が変わってきた．処理量は1回に白米2t程度で，蒸し米を容易にするための回転甑もある．

iv) **連続蒸米機**　連続蒸米機としては横型と竪型蒸米機がある．横型は走行ベルト上に浸漬米をのせ，ベルトの下から蒸気を通して蒸す．蒸し時間は蒸気が全面に吹き抜けてから15分が標準である．竪型蒸米機（図3.2）は，垂直同筒の缶体の上部から連続的に浸漬米を入れ，底部から蒸米を連続あるいは間歇的に取り出す．蒸気は底部付近から送入する．蒸米の取り出し方法には，自然落下式とシャッターを開閉して蒸米を切り取る方法がある．

v) **蒸米の冷却**　布の上に広げて冷却するのが従来法であるが，近ごろは連続冷却機が用いられる．走行ベルトの上に蒸米を平らにのせ，ベルトの下側から空気を吸引して蒸米を冷却する（図3.3）．冷却は主として蒸米の水分蒸発によ

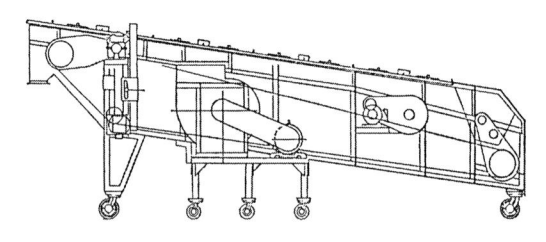

図 3.3 蒸米冷却機（永田醸造機械(株)提供）

vi) 製麹

(1) 種麹： 清酒用の *Aspergillus oryzae* が使われる．特性としては，蒸米によく繁殖し，かつ繁殖速度が速く，蒸米の溶解に十分な α-アミラーゼ（液化アミラーゼ），グルコアミラーゼ（糖化アミラーゼ）や酸性プロテアーゼを有すること．糖化力が強く，多くの糖を生成する菌が好適である．プロテアーゼ力も強い方がよい．酢酸発酵ではアミノ酸は酢酸菌の栄養源として消費されるので，アルコール発酵時までに多くのアミノ酸を含むもろみを造る方が呈味のある酢となる．

(2) 麹蓋法： 麹室（麹を作る部屋，室温 27℃前後）内で蒸米に種麹の胞子を散布し，1日目は床（作業台）上に堆積して布などで包んで保温し，2日目には菌の生育に伴う発熱（最盛期には白米 1kg 当たり 1時間に約 7 kcal）を放散させるため麹蓋（スギ柾目の浅い箱，45×30×5 cm，白米 1.5 kg 容）に盛り分け，2昼夜で麹にする．その製麹温度経過を図 3.4 に示す．

出麹するまでに図 3.4 に示すような種々の操作を行い，酸素の供給，炭酸ガスの放出，品温上昇の阻止を行う．詳細は専門書（布川，1986）を参照されたい．

(3) 箱麹法： 麹蓋の代わりに 15〜45 kg の物料が盛れる大箱で麹を造ろうとするものである．1枚に盛れる量が多くなるから箱の数は少なくてすみ，スペース，労力が省け，作業時間が短縮される．ただし品温管理には麹蓋法とは違った工夫が必要になる．

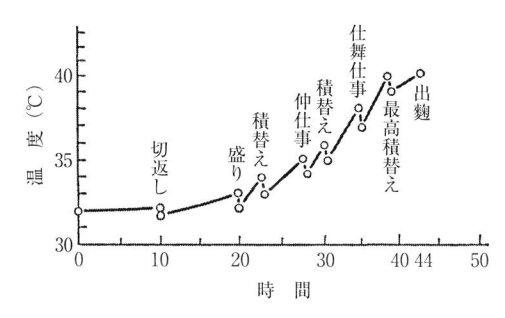

図 3.4 麹蓋法製麹経過

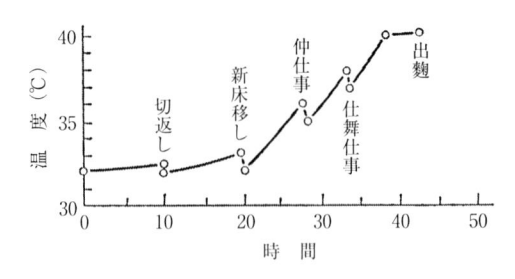

図 3.5 床麹法製麹経過

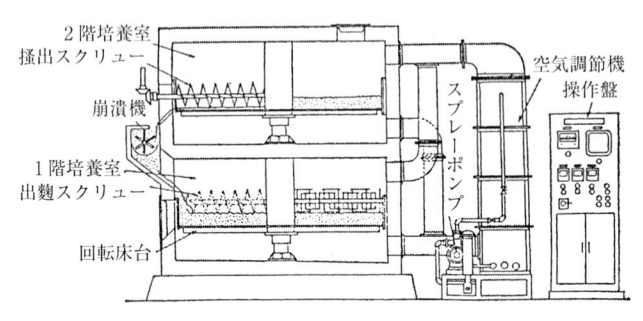

図 3.6 自動製麹機（永田醸造機械(株)提供）

(4) 床麹法： 麹蓋や箱を使わないで，すべての操作を床の上で行う方法で，箱麹の箱をさらに大きくしたものと考えてよい．室に余裕があれば床麹の方が作業がより簡便になる．図 3.5 に床麹の製麹経過例を示す．

(5) 機械製麹法： 適当な温湿度に調整した空気を，大きな容器に収容した蒸米中に送り込み，麹菌の繁殖に伴う発生熱を蒸米水分の蒸発潜熱によって外に取り出し，品温・湿度を適当に制御することで麹を造る方法である．

簡易型製麹機と完全自動製麹機があり，前者は従来どおりの床期間をおき，盛り時期に製麹槽へ移す方式である．ここでは後者による製麹法を説明する．

図 3.6 に自動製麹機を，図 3.7 に製麹経過例を示した．

種切り（種麹を散布する）し，25℃に冷した 5 t の蒸米を上部の培養槽（床に相当）に 20～22 cm の厚さに平らに堆積する．14 時間後に切返し（物料を撹拌し，炭酸ガスを放散し酸素を供給する）を行う．そのときの品温はほとんど上がっていない．

21 時間目に手入れ（切返しと同様の操作）をしながら物料を下部の培養槽に

図3.7 機械製麹経過

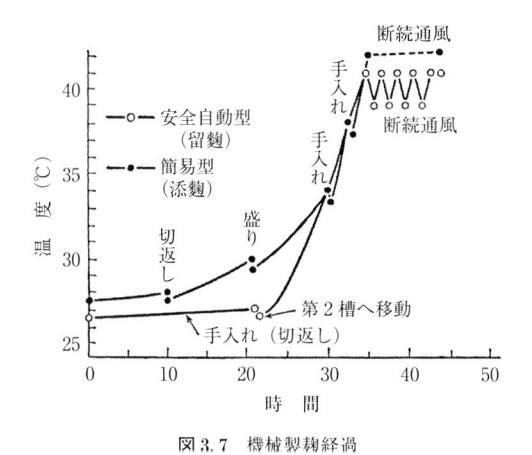

移動させる（盛相当）．品温は27℃まで上がっているが，この操作により引込み温度まで下がる．

以後は全然手入れすることなく，また通風もなしで35時間目まで放置する．その間おくればせながら菌の繁殖が旺盛になり，品温も直線的に上昇して41℃に達する．ここで初めて通風装置が作動して，品温が39℃に下降すれば停止する．このような断続通風を続け品温を 39℃→41℃→39℃ と波型に保持しつつ培養を続け，引込み後44時間目で出麹になる．

2) α米

清酒醸造では，米処理の機械化，連続化，無人化などによる経費節減が行われ，その一環として酒造りにα米が使われるようになった．蒸米は時間が経つと，粘弾性，非結晶の糊化したデンプンが，しだいに結晶化して，もとの生米（なまごめ）と同じになって酵素作用を受けにくくなり（老化）原料として利用できなくなる．しかし，蒸した直後の米を急速に脱水して，水分をもとの生米と同じ程度にすると老化が起こりにくく，α化したままの状態を長く保持するので，使用時に適量の水を与えると蒸米の状態にもどる．これをα米という．α米を製造するには，高温通風乾燥法，アルコール脱水法，限定吸水・高圧蒸し通風乾燥法があるが，現在工業的にはアルコール脱水法が行われている．アルコール脱水法のα米は粗脂肪含量が低く，灰分が若干少ない．清酒用のα米を造る際に副生するα米の破砕米が酢の製造に使われる．

3) 麦芽

　麦芽を糖化源とし，麦芽そのものや穀類デンプン質を糖化，アルコール発酵させて造る麦芽酢がドイツや英国で製造され，我が国でもマヨネーズの原料とし，一部ホテルの料理にも使われている．麦芽は一般に大麦を原料としている．麦芽の発芽法は在来の床式法，床式機械法，密閉式発芽法などがある．

　床式機械法では，大麦を浸漬槽に入れ発芽に必要な吸水を行う．浸漬中に発芽が始まるので，温度と通気の調節を行う．水温12℃前後で70～90時間を要し，含水量は42～44％となる．浸漬終了時には胚芽の先からわずかに根が出かかっている．浸漬を終わった大麦は発芽装置に入れ，最初12℃，終わりは18℃になるまでしだいに上げてゆき8日間で終了する．もちろん温度と湿度を調節する．発芽装置としては，円筒容器を横にして回転するドラム式と，発芽函型コンクリート製でスクリュー撹拌を行うカステン式がある．発芽操作終了時には，大麦の葉芽が穀皮の内側を伸びて，麦粒長の2/3から3/4程度になり，粒外にはみえない．根は4～6本が粒外に出て，粒長の1～1.5倍になっている．これを緑麦芽と呼ぶ．保存性を上げるため，低温の40～45℃で最後に80℃で乾燥する．

　小規模では床式法による自家製造を行うよりは，信用のある麦芽製造業者から乾燥麦芽を購入するほうがよい．購入した乾燥麦芽は，水分と熱湯に溶解するもの以外にときどき成分特性を調べてみる．可溶解物の多いものは，糖化力もマルトース含量も大きいと判断してよい．

4) 酒粕

　原料の酒粕は芳香美味で，アルコール含量の多いものが適当である．先にも述べたように新粕でなく約1年貯蔵・熟成させ，有用成分の多い粕を使う．

　粕の貯蔵はなるべく冷暗所を選び，桶またはタンク，さらには大量貯蔵には内面を防水耐酸塗装したコンクリート貯蔵庫内に密閉貯蔵する．木桶に貯蔵するときは欠減が多くなるので，ポリエチレンの袋に入れてそのなかに踏み込むのが一番よい．踏込みが十分でないとかびが生える．新粕を踏み込むときは，重量の約5％前後の撒水をし，厳重に目張りすれば，発酵が促進されアルコールも増加する．

b. 果　実

　糖分を含む果実であれば，どのような種類の果実でも酢の原料になる．また有

機酸を含む果物であれば，その酸と糖を利用すれば特徴のある酢になる．糖でなくてもバナナのようにデンプンを含むものは酵素剤を利用し糖分を増やすことができる．果物を利用する場合の注意として，果物の芳香，色や糖分をなるだけ損なわないように果汁を得ることである．加熱，鉄の容器や長時間の処理はなるべく避ける．いまひとつ重要なことは糖分を全部アルコールに変えることなく一部残せば，味と香りが改善される．

処理法としては果汁をとり，酢になってからの混濁を防ぐためアルコール発酵前に清澄液を使う方がよい．果物の種類によっては，柑橘類の場合は剝皮または切断の工程を経て，圧汁操作を行う．ブドウ，リンゴなどの場合は直ちに破砕，圧搾を行う．破砕機，圧搾機などは原料の種類に応じて，それぞれ適当なものが使われる．また，種類によっては直接搾汁することなく，80℃で30～40秒加熱して果実中の酵素を破壊し果汁の変化を防止する．

圧搾後の混濁果実は濾過だけでは不十分で，また目詰まりして（スクリーン）濾過効率が悪いので，一般には果汁を70～80℃に加熱し一定時間放置し，タンパク質を凝固させた後，濾過する．

また搾汁液にペクチンが多くて清澄が困難な場合は，市販のペクチン分解酵素を対液 0.02～0.05％ 加え，pH を 3.0～3.5，40℃ で 3～4 時間反応分解させる．

また柑橘類などの果皮・果肉には苦味質があり，これは配糖体（糖と他の物質が結合したもの）である．フラボノイド配糖体でナリンギンと呼ばれているものだが，市販の分解酵素であるナリンギナーゼを 0.1～0.5％ 添加，温度 40～45℃ で 2～4 時間作用させると苦味が少なくなる．

次に，代表的なブドウとリンゴ果汁の造り方を述べる．

ブドウ： ブドウ酒に白と赤があるように，ブドウ酢にも白ブドウ酢と赤ブドウ酢がある．原料としてはブドウ果汁以外に，劣等ブドウ酒，酸敗ブドウ酒，ブドウ酒滓も用いられる．白ブドウ酢の原料としては白色系のブドウ，デラウエヤ，ナイヤガラ，甲州などで，破砕時にペクチナーゼを使用すると搾汁率が上がる．赤ブドウ酢の原料としては，赤色系のコンコード，マスカットベリー A と B，ブラッククィーンなどが適している．赤ブドウ果汁では，赤色色素（アントシアン）の溶出をはかるため，搾汁する前に 60～70℃ で 15 分間加熱するか，破砕後，果肉と果皮を混ぜアルコール発酵させ，十二分に色素を溶出した後に酢酸発酵に

もってゆく．破砕にはバスラーという機械を使用する．

リンゴ：　原料リンゴはなるべく完熟した糖分の多いものがよい．我が国では紅玉（糖分も酸量も最適），国光（糖分は多いが酸量が少ない）などを原料とする．

果実は選別し，十二分に水洗いしハンマーミル型破砕機または適当な破砕機で細砕し，圧搾搾汁する．外国では，細砕した果実のままアルコール発酵させることがある．この場合には細砕したリンゴ1 tに対し，盛んに発酵しているリンゴ酒40～80 lを加え，2～3日間で発酵を終わらせる．この時期に発酵が停止すると，アルコールも出ず，酸化不十分な品質の劣った製品になる．

搾汁液にはペクチン処理を施した方がよい．搾汁した果汁を使用するには95～98℃で殺菌して使用する．未殺菌の果汁を用いるとアルコール発酵末期にリンゴ酸が著しく減少し，乳酸が増加する（いわゆるマロラクチック発酵が起きるのである）．殺菌果汁の場合にはリンゴ酸もコハク酸も比較的著しく増加し，乳酸の増加がない．酢酸発酵に移った場合にはリンゴ酸は比較的安定であるが乳酸は著しく減少する．

◀ 3.3　古典的な醸造方法 ▶

人類がいつごろから酢を手にし始めたかは明らかではないが，酒の酸敗したものが酢であるとすれば，酒の歴史とともに誕生したであろうと考えられる．西洋では酢をビネガーと呼ぶが，その語源はフランス語のビネーグルに由来し，ビンはワイン，エイグルは「酸っぱい」という意味である．以後西洋で造られる酢をビネガーと呼び，日本や中国の酢と区別して，昔の醸造技術を述べる．

a. ビネガーの技術

一説によると，1万年前からビネガーがあったとか，またノアの方舟のなかでブドウ酒が酸敗してビネガーになったのではないかともいわれる（森，1981）．

食物の歴史で最も古いものはエジプトとバビロニアのものであるが，バビロニアでは紀元前5000年頃にビネガーがあったという記録がある（1.2節参照）．バビロニアではデーツ（ナツメヤシ）の樹液または果汁から造られたデーツワイン，レーズン（乾ブドウ）ワイン，ビールなどから食酢が造られたようである．いずれも家庭で造られ，食物の風味増強，ピクルスや保存料として使われた．

3.3 古典的な醸造方法

商業的なビネガーの生産は，紀元前3000年ごろにビール醸造業者によって始められた．バビロニア人は，スパイスやハーブとともに野菜をビネガーに漬け，種々のピクルスを造り彼らの食卓を豊かにした．

「モーゼの五書」にナジルの誓願を立てた修道者たちは，ブドウ酒の酢も強い酒の酢も飲んではいけないと述べられている．

ローマ人はビネガーを造り，雑菌防止のため，またギリシャのHippokratesはビネガーを病気の治療に用いている．

中世になるとビネガーはスパイスや塩と並んで魚や肉の料理に重要な役割を演じ，多くのレシピーも残っている．8世紀にはワインビネガーを蒸留して強いビネガーを造り，これを錬金術師は溶剤として使用した．

その後，フランスではワインビネガー，イギリスではモルトビネガー，さらにドイツではモルトビネガーから，原料を玉蜀黍，糖蜜や砂糖に変えたビネガーも造られた．

それではこのような歴史を持つビネガーはどのようにして造られたのであろうか．先にも述べたように最初は家庭で造られていたが，業として成り立ったのはバビロニアからである．

最初の製法はレットアローンプロセス（let alone process）と呼ばれ，開放容器のなかで，果実に付いてきた酢酸菌によって自然に酢になる方法で，やがて種酢を加えるようになったのであろう．

スロープロセス： 17世紀まで数百年間，フィールディングプロセス（fielding process）と呼ばれる方法が用いられてきた．この方法は，戸外に樽を並べて，ワインと種酢を満たして放置するもので，通気は頂部の栓孔から行い，孔にはス

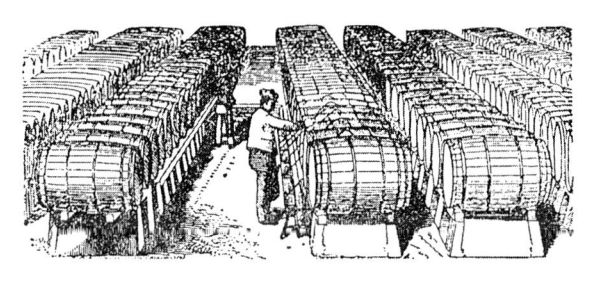

図3.8　フィールディングプロセス（C. A. Mitchell, 1916：Vinegar）

レートを載せておいた（図 3.8）．自然まかせなので，ビネガーができ上がるまで数ヶ月を要した．この方法は一部の業者によって 19 世紀まで続けられた．

オルレアン法： フィールディングプロセスの改良で，通常は地下室（セラー）に図 3.9 のように樽を段にして置き，その樽には頂部の孔の他に横に通気孔があけてある．セラーの保温をストーブを焚いて制御する点で改良されている．別名ストービングプロセス（stoving process）ともいう．

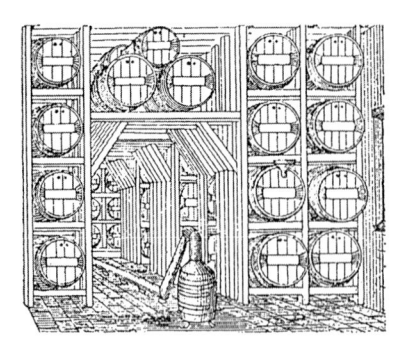

図 3.9 オルレアンプロセス（C. A. Mitchell, 1916：Vinegar）

ふつう，液量の 20% の種酢を加えたワインを毎週 10 l ずつ樽に入れ，樽の 2/3 になるまで満たす．ビネガーできたら，樽に 1/3 を残すようにして引き出し，新しいワインをまた毎週 10 l ずつ樽に入れ，もとのレベルまで満たす．加えるアルコールの濃度は約 10% とし，液の出し入れはサイフォンを用いて行う．このようにして 1 週間当たり約 10 l のワインビネガーが得られる．

ちょうど日本で作られていた万年酢と同じで，この方法は取り出す量が多い．樽に入れるワインとでき上がったワインビネガーは，ワインの粕またはブナの削片で濾過する．

b. 日本の技術

日本の酢の技術は，文化の伝来とともに中国からもたらされた．大宝律令(701)のなかの職員令をみると，「造酒司一人，醸酒または醴或いは酢のことを掌る」とある．

平安時代の酢： 醍醐天皇の延喜年間（927）に編纂された『延喜式』（巻 40）の造酒司のところに「酢一石（180 l）をつくるためには，米六斗九升（124.2 l），よねのもやし（麹）四斗一升（61.5 kg）水一石二斗（216 l）を用いる．六月に仕込み，十日目毎にかもし，これを四度にしてなる」と米酢の造り方が記されている．原料の使用割合まで記した我が国最古の記録である．

壺酢：『宇津保物語』に十石(1.8 kl)入るような瓶(壺)20 個で酒を造っている．酢，醤，漬物も同じ壺で造っていると記されてあり，当時の豪族が酢を壺で造っ

3.3 古典的な醸造方法

て自給自足していたことを示している．鹿児島の一地方でもこれとほぼ似た方法で現在造っている（p.111参照）．

　いずみ酢：　中国伝来の造酢技術は鎌倉時代，南北朝，室町・桃山の各時代を通じて，主として和泉国で引き継がれたのだが，この地が我が国の酢の主産地であった．この醸造法は，江戸時代になって相模の中原，駿河の善徳寺や田中，尾張の半田などで「いずみ酢」として伝わっている．『本朝食鑑』によれば，その製法が次のように記されている．

　酢は，諸州の家々で盛んに造られており，水質のよい場所を選ぶことが先決である．昔から和泉酢（いずみ）を上質とし，多量に生産し地方へ販売している．3年以上経過・熟成したものが一番よい．色は酒のように濃く，味は甘くて甚だ酸っぱい．近ごろ，相模の中原で作られるものが一番で，次いで善徳寺や田中のものである．

　中原の製法は，仲秋の吉日に，まだ脱穀していない早粳を甑（せいろ）で蒸し，晒し乾（さらかわか）し，打ち篩って上白米とし，この1斗を（15 kg）やや硬めの飯に煮て酒飯のようにする．麹6升（9 kg）と水一斗八升（32.4 *l*）をはかって置き，予め仕込みに使う壺の底に「まじない」として堅炭1本と鉄釘1本を束ねたものを入れておく．次に飯を温いうちに入れ，固く詰め，水で飯が浮上しないようにし，水と麹を入れ，厚紙で覆って内蓋とする．その上を木蓋で甕（かめ）の口をおおい，さらに柿渋紙で木蓋の上を覆封する．この甕を日光のあたる場所に置き，動かさず，雨露がしみ込まぬように7～8日間おく．この間天気快晴の日，甕蓋を開くが，内蓋は開かない．このようにして通気する．夕方は外蓋をおおい渋紙を巻いておく．翌日の午前にも通気し，もし雨天であれば，蓋は開けない．これをくり返す．

　このようにして20～30日ねかしてから前のように開封すると，内蓋が沈んで酸味が出るようになっている．酢ができ上がっても滓（おり）を濾してはいけない．翌春の2～3月になって熟成するまで待って布袋に入れて汁を濾し，滓を取り去る．5～6月になって，また滓の生じるのを待って，緩火で1～2度煮沸してから滓を取り去って清澄にし，その甕を屋内の涼しい所に移し，半ば土に埋めておくと，秋の彼岸のころになってすっかり熟成する．

　別法として黒粳1斗（15 kg）を煮て酒飯のようにする．煮飯を温いうちによくできた麹3升（4.5 kg）と混ぜ，よく洗った桶底に清潔な手で堅く押し，清水1斗8升（32.4 *l*）を徐々に加えるが飯麹が浮上しないように注意する．あるい

は木蓋を飯麹の上において押し蓋とし，その後から水を入れる．7日経ったら竹竿で1回撹拌する．また7日経ったら1回撹拌する．このように3～4回して27～8日経ったら桶を蓋でおおい，その上を縄，紙，稲草（わら）の類でしっかりとしばる．このまま70日を経て熟成すれば使ってもよい．50日で熟成するものもある．熟成の目安は酢の清澄で判断する．清澄になったら長年使用している鉄の古鍋を用い，炭火で一度煮立たせ，温かいうちに桶か甕にあけてすぐ蓋をしめると酸度が逸散しない．

六月酢： いずみ酢を造るには長い日数を要するので，その期間を短縮させるために六月酢というのが記されている．米酢で仕込む季節からその名がつけられたと思う．

この製法は黒粳（うるち）1斗（15 kg）を煮て硬飯（こわめし）とし，冷えたらよくできた麹6升（9 kg）を混ぜ，水2斗5升（45 l）を加え桶に入れる．前法のように飯麹が浮き上がらないようにする．7日半たって蓋を開く．もし雨が降ったら，すぐに密封する．日中酢が澄んできたら簀（すのこ）を入れて酢を汲む．簀の外側の酢を汲み乾したら，別に粳2升（3 kg）を粥（かゆ）に煮て，温いうちに簀の中の旧い滓（おり）と混ぜ，前法と同様にし熟成後に清酢を汲み取るが，これを二番酢という．

菖蒲酢（しょうぶず）：『本朝食鑑』には菖蒲酢の造り方が記されている．5月5日，煮てまだ温かい菰粽（まこものちまき）の首尾の菰経を切り取った2個，生菖蒲の茎の長さ1尺（約30 cm）のもの一握り，できのよい古酒1升（1.8 l），よい酢1升（1.8 l），清水1升（1.8 l）を甕に入れ，口に蓋をして堅く密封し，暖かいところにおく．1ヶ月経って酢の熟成するのを待って用いる．もし酸味のある酸敗酒があれば，時に酢に混ぜてもよい．

万年酢：『本朝食鑑』，『和漢三才図会』，『日本歳時記』などに万年酢というものの記載がある．内容は多少違うが，『本朝食鑑』によれば次のようである．

よい酒1升（1.8 l），よい酢1升（1.8 l），清水1升（1.8 l）を混ぜ，甕に入れて蓋をし，暖かいところにおくと30～40日で酢は熟成する．使用に当たっては甕より一匙（さじ）を取れば，別によい酒一匙を入れる．常時このようにすると，幾度酢を取っても元の酢はなくならないので万年酢という．

別法としてよい酢7合（1.26 l），清酒3合（0.54 l）を混ぜ，これが7合（1.26 l）ぐらいになるまでに炭火で煮つめ，温いうちに瓶に入れ，口をおおって密封し，

暖かい所におく．15～16日で熟成する．これも酢をとればその分だけ酒を入れて，なくならぬようにする．

c. 壺酢

前項で中国から伝わった技術による米酢の製法として，甕で造る方法を詳述した．いわゆる「いずみ酢」である．ところが鹿児島県の福山地方では現在もその技術が受け継がれている．

福山はかつては薩摩と日向を結ぶ海上ならびに陸上の要衝の地で米の集配でにぎわったといわれる．気候としては，冬季に北風が当たらず降霜の少ない暖地である．水も牧の原台地の岩石層を通過した醸造に適した水で，いずれも造酢の要件を備えている．

福山酢の起こりは江戸時代後期ころといわれ，今から200年以上前である．山川（鹿児島県指宿市）あるいは日置（鹿児島県日置市）から酒を造る杜氏が伝えたとか，中国の難波船の乗組員がその技術を伝えたともいわれる．当時，山川は東南アジアや中国との密貿易港であったことからも，外国人との接触の可能性は高い．鹿児島では酢のことを「アマン」といい，福山酢は酢の代名詞でもある．

「黒酢」とは，福山酢を数年間熟成して着色の進んだものを「黒酢」と名付けたのが最初である．黒酢は，現在の健康ブームの中で人気を博しているが，2003年にJAS法が改正されて，1 l 当たりに使用する米（玄米など）の量を180 g 以上使用すれば黒酢と商品名を名乗ってよいことになったので，現在は，連続法で造られた安価な黒酢が市場に大量に出回っている．時間と手間をかけて造る福山町で生産される黒酢は，（財）食品産業センターにより「本場の本物」の認証を受けている．

福山酢の製法は以下の通りである．簡単にいうと素焼きの壺の中に，蒸し米と麹と水を加えて壺畑と呼ばれる地面の上に置いておくだけという単純なものである．甕（壺）は古い薩摩焼でいわゆる古薩摩の部類に入る．径約45 cm，高さ60 cm，口径14 cm，表面よりなかまで上薬が塗布された，内容約3斗（54 l）入（図3.10）．色は黒茶灰色と窯変して各種あり，最近芸術的価値が高まってきた逸品である．鹿児島県伊集院町の苗代川産といわれる．戦後に壺が不足したときは，台湾や韓国からほぼ似た形の壺を輸入した．

仕込みは春，秋の2回行われる．前に述べた壺に蒸した米8 kg，米麹3 kgと

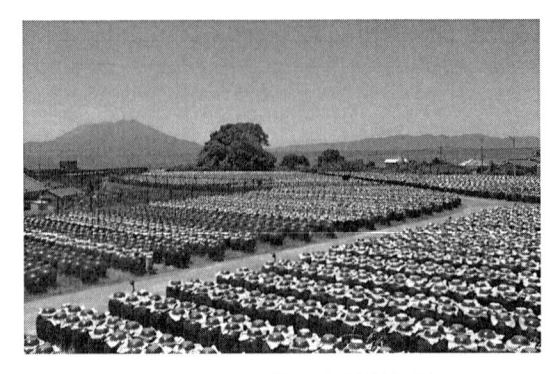

図 3.10 福山町（坂元醸造(株)提供）

水 30 l を加え，最後に老ねた乾燥麹を壺のなかの液面に浮くように撒く．これを「振り麹」という．

　この状態で，紙で壺の口をおおい，さらに陶器の蓋をする．壺のなかの微生物フローラ（菌叢）の変化であるが，仕込み後 1 日目で $10^8 \sim 10^9$/ml の乳酸菌が増殖し，1 週間から 30 日間生存し増殖してもろみ中に乳酸を生成する．

　実はこの生成された乳酸が空中や容器に付着している不要で，かつ有害な微生物の汚染を防止している．清酒製造における速醸法で，仕込み直後にもろみに乳酸を添加し，もろみの pH を下げて安全発酵を行うのと同じ原理である．この乳酸菌がどこからくるか調べてみたら，麹に付着している乳酸菌が，麹の働きで米が糖化されて生ずる糖を消費して増える．同時に徐々に米の糖化が進み，もろみ中の糖分は 10 % 近くに達する．と同時に徐々に酵母菌が殖えてアルコールも増える．乳酸菌は自分の造った乳酸と，生成されたアルコールで死滅し，やがて酵母菌群にかわる．ちょうどここまでは清酒製造と同じで，糖化とアルコール発酵が同時に行われる平行複発酵である．

　アルコール発酵が旺盛になり，糖分が減りアルコールが増えるときの酵母数は $10^5 \sim 10^6$/ml になる．気候に左右されるが 2～3 カ月たつとアルコール分が 7～8 %（v/v）となる．もちろん，これ以上の 10 %（v/v）以上になることもある．やがて先に述べた液面をおおっていた「振り麹」が捲るように徐々に沈むと同時に，こんどは酢酸菌の薄い菌膜が液面を覆い麹にとってかわる．やがてアルコールが減り，酸度が上昇していく．だいたい半年で酢酸発酵が終了し，以後熟成に

入る.

　微生物のフローラは,麹に由来する麹菌,この麹菌の糖化作用で,1日にして乳酸菌,1週間から10日後に酵母,アルコール発酵が終了すると酢酸菌と,非常に巧妙な菌群の変遷により壺酢ができるわけである.最近になって,製造工程中の菌叢の変遷の詳細な解析が行われた(Haruta *et al.*, 2006).その結果によると,麹菌(*A. oryzae*)とアルコール発酵酵母(*S. cerevisiae*),そして初期の段階で乳酸菌(*Lactobacillus fermentum, Lactobacillus lactis, Pediococcus acidilacticiti* などの近縁種)がみられ,その後酢酸菌(*Acetobacter pasterianus*)が徐々に増加するが,それに加えて,熟成期には新たな酢酸耐性乳酸菌(*Lactobacillus acetotolerans*)が出現した.初期の段階でみられる乳酸菌(*L. fermentum, L. lactis*)は麹に由来し,腐敗を防ぐ役割をすると考えられる.一方,熟成期に出現する酢酸耐性乳酸菌(*L. acetotolerans*)は,おそらく風味や機能性に関与すると思われるが,酢酸菌と同様に麹由来ではなく壺の内壁に残存していたものが再活性化されたと考えられた.ちなみに新しい壺の場合,最初に黒酢を入れておく,という操作をしないと使用できないことが知られている.

　我が国の清酒も,糖化とアルコール発酵という世界にも稀な平行複発酵という高度な技術を駆使して酒を作っているのであるが,この壺酢製造ではさらに続いて酢酸発酵というアルコール発酵とはまったく異なり,逆にアルコール発酵を阻止する発酵を行うのである.

　世界の造酢技術をみても,日本でも例外なく,アルコール発酵と酢酸発酵は完

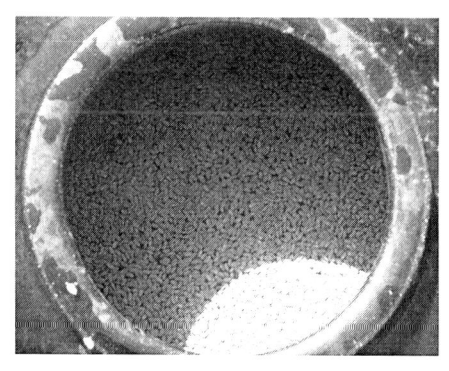

図3.11　振り麹(坂元醸造(株)提供) 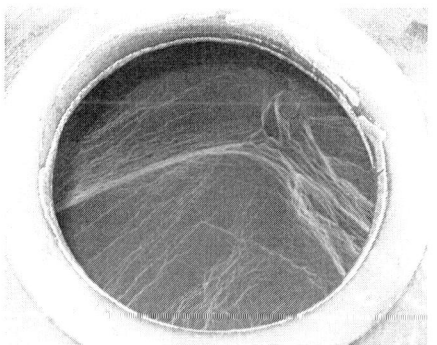　　図3.12　壺酢発酵(坂元醸造(株)提供)

全に分けて行っている．この2つの発酵はまったく異質で相反する発酵である．酒造りで酸が出ると，もろみのpHが下がってアルコール発酵が止まり，糖化だけ進んで甘酸敗という腐敗を生じる．この現象を腐造といい，酒を造る杜氏（酒造り技術者）さんたちが一番嫌う．壺酢の製造がいかに難しいかわかっていただけよう．

先に「振り麹」という操作をするのだと記したが，実はこの壺酢造りのキーポイントは，この操作にあることがしだいにわかってきた．いずみ酢のところで，厚紙をおおって内蓋とするという操作があるが，どうもこれが振り麹に相当することが解明された．

振り麹の役割について，以下のようなことが解明されている（小泉，1988a, 1988b）．

いずみ酢の別法や六月酢の製法にも記されているように，水を加えるとき飯麹が浮上しないような手段をとるようすすめている．実際に小仕込みを行うと水分を含んだ飯麹が液面に浮上し，そこに空気中からの落下菌としていろいろなかびや細菌が生える．第一の役目は浮上する飯麹の細菌汚染の防止である．

第二は酢酸菌の早期増殖の防止である．使用する壺は完全な殺菌や消毒を行わないで軽く水で洗う程度である．その結果，壺自身のセラミック効果により，その壺肌に種々の菌が固定化されている．そのため，少量のアルコールが生成されると酢酸菌の増殖が懸念されるが，振り麹のため，菌膜の生成が阻止される．その反面，乳酸菌は嫌気性，酵母は通性嫌気性で空気が少なくても繁殖する．酢酸菌の繁殖に好適な条件ができ上がるまで，振り麹が液面をおおっていることになる．

第三には壺中の蒸米が麹の作用により溶解し，分解されると菌の栄養が不足する．この場合，発酵の期末に，この振り麹が液中に溶け出しそれを補うと考えられる．

いまひとつ壺酢発酵で重要なのは壺の大きさである．容量54l入りが適当である．大きくても小さくても，畑のなかで放置し，自然の陽光，風雨にさらされるわけである．昼間は太陽の熱で壺中の物量が暖められ，夜は少し品温が下がる．この操作が繰り返されることにより，階段状に品温が上がっていく．ちょうど酒造りの暖気操作（樽に湯を入れ，もろみ中にこの樽を入れ，毎日少しずつ品温を

上げていく操作）とまったく同じである．

　使用する原料米の精白度は低く，米と水だけの原料で微生物の添加もなく，自然の調節を巧みに利用し，少容量の壺で，しかも約1年もかかって造る酢である．その間には種々の微生物が関与し，その菌群が変わり，死滅する細菌は分解されて酢のうま味を，代謝物は香りと味の成分になる．

　以上のことから壺酢は簡単に造れそうであるが，品質は天候に大きく左右され，壺の品質も1本ごとに異なる．しかも発酵において，糖化が進みすぎると糖が多く蓄積され，酵母の増殖が阻害され，アルコールが出ないで雑菌に侵され甘酸敗する．また，アルコールが10％以上になると，酢酸発酵が阻害され酸が出ない．壺酢製造は単純な方法であるがために管理が非常に難しい．昔の人々はどんなに試行錯誤して技術を開発伝承していったのか驚異に値する．

〔柳田藤治・外内尚人〕

文　　献

布川弥太郎（1986）．麹学（村上英也編），日本醸造協会．
小泉幸道他（1988a）．日食工誌，**35**(2)，670．
小泉幸道他（1988b）．日食工誌，**36**(3)，237．
Haruta, S.（2006）．*Int. J. Food Microbiol.*, **109**, 79-87．
森　明彦（1981）．食の科学，**63**, 22．
(財) 食品産業センター http://www.shokusan.or.jp/honbamon/

3.4　近代的な醸造方法

　ルイ・パスツールにより，酢酸発酵は酢酸菌がアルコールを酸化して酢酸を生成する発酵原理であることが始めて言及されたのは1861年のことである．その後，発酵学および微生物学の研究および工業技術の飛躍的な進歩により酢造りは，伝統製法を残しつつ，革新的な製法を取り入れてきた．

　表面発酵の原理による伝統的な製法をベースにした食酢製造法が主流であったが，より効率的に酢酸発酵を行う装置の開発が進み，ついに深部発酵にたどり着いたのである．ここでは，現代の酢造りの現場で用いられている醸造方法を中心にいくつかを紹介したい．

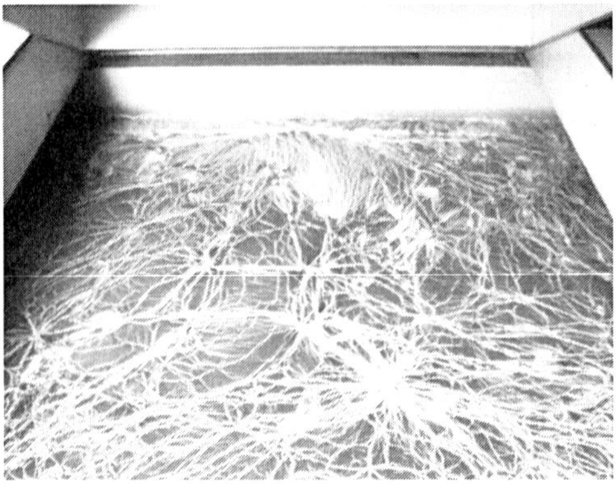

図 3.13　酢酸菌膜（(株)ミツカングループ本社提供）

3.4.1　表面発酵法

　世界各地で古くから行われてきた酢造りは，樽・桶・壺など様々な形態はあるにせよ，多くは表面発酵法により行われてきた．それは，アルコールを酢酸に酸化するためには多量の酸素が必要であり，発酵液と空気とが接している必要があったためである．科学が未熟であった時代にも，古の人々は，経験からそれを学んでいたのである．そして，この製法は伝統的に受け継がれ，現代でも酢造りの現場で用いられている製法である．

　酢酸菌が発酵液の表面で増殖して菌膜を形成し，液の表面部で酸素を得ながら発酵するので表面発酵法と呼ばれる．酸化される前のエタノールは比重が軽く，酸化されると重くなるので，発酵槽内で自然と上下の対流が起こる．よい菌膜は，チリメン様の外観を呈した菌膜（図 3.13）になり，発酵終了まで液表面に留まる．こんにゃく様の菌膜となることもあるが，菌膜が沈み発酵不良となってしまうことや生成した酢酸がさらに酸化されてしまう過酸化，オフフレーバーの生成増大などの現象がみられ，生産現場では好まれない．

　表面発酵法は，欧米では樽，日本では壺や桶で行われてきた．鹿児島の福山地方では，今でも壺での黒酢生産が行われており，著名な産地となっている．桶は，一昔前までは和桶が使用されていた．和桶の大きさは 4 尺～6 尺程度のものが使用されていたようで，今でも一部の製造業者は和桶で発酵させているところもある．現在は，メーカーごとに工夫された発酵槽が使用されているが，スペースが

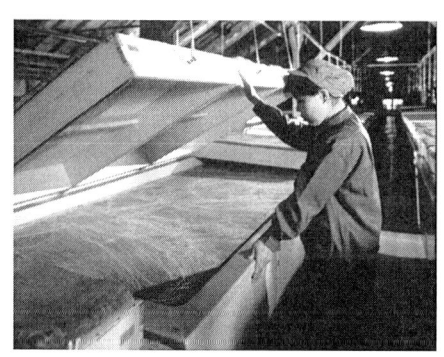

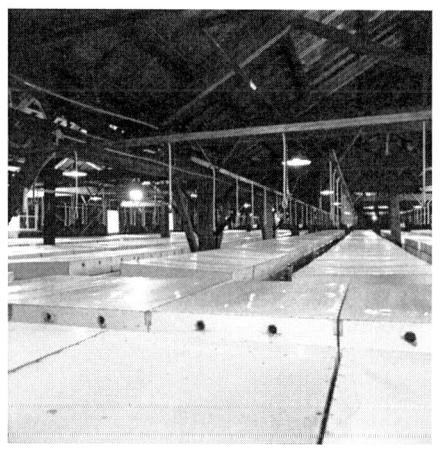

図 3.14　発酵桶（(株)ミツカングループ本社提供）　図 3.15　発酵蔵の様子（(株)ミツカングループ本社提供）

有効に活用できること，衛生管理の容易さなどから木製の角槽に樹脂板を内張りした桶などが使われている（図 3.14，図 3.15）．

　発酵が終了すると，その半量を「種酢」（酢酸菌を含んだ発酵液）として残し，そこに新たな「酢もと」（アルコールを主成分とする原料液）を加えて静置しておくことで新たな菌膜が育ち，発酵が始まる．醸造学の発展に伴い，種酢の意義も明確になった．酢酸存在下で酢酸発酵を開始することで他の雑菌が増殖せず酢酸菌が旺盛に増殖できる環境を作り出すこと，および酢酸菌の供給である．酢酸菌の供給は，今では，発酵途中の活性の高い菌膜を掬い，これを発酵液表面に広げて浮かべる手法がとられている．これにより，早い段階で優良な菌膜をはり，安定的な生産が可能となった．空調がない中で，温度管理の工夫が建物や管理手法で散見される．高温時は「爪」と呼ばれる木片を桶と蓋の間に噛ませて放熱を促し，低温時は筵や断熱材で囲ったりして保温性を高める措置がとられる．

　表面発酵では，液表面にはった菌膜で発酵が進むため，液量に対する表面の大きさ，つまり仕込み発酵液の深さ（液深）が発酵期間に大きく影響する．つまり，液深が深ければ遅く，浅ければ早くなる．各社により発酵槽のサイズはまちまちであるし，外気温の影響も大きいため，発酵期間も 2 週間～3 ヶ月程度とまちまちである．

当然ながら，表面発酵における発酵菌は，エタノールを酸化する能力に加え，菌膜を生成する能力が重要である．*Acetobacter pasteurianus* が代表的な生産菌として知られている．

表面発酵の改良法の研究もいくつか報告がある．安井ら（1934）は，角槽を並べて菌膜を表面に保って，液だけ流動する連続表面発酵法を開発した．この方法はさらに改良され，発酵槽を半円筒型発酵槽として液深を浅くして表面積を広げて大きく発酵効率を向上させた．また，正井ら（1978）により，撹拌機付きの角槽で表面に菌膜を浮かべたまま発酵中の液を循環させながらアルコールを逐次添加し，酸度9％の酢の生成を実現させたという報告もある．

3.4.2 深部発酵法

別名，通気撹拌培養法や全面発酵法とも呼ばれる．酢酸発酵は非常に好気的な発酵であるため，気液接触面積を大きくすることで発酵の効率を上げていくことができる．この考え方を推し進めて発酵液中に気泡を分散し，発酵液全体で発酵を行うというものである．従来の樽や桶での発酵は，気液接触は発酵液表面のみであったので，深部発酵により発酵速度は飛躍的に上がった．

食酢製造における深部発酵技術は，戦後，ペニシリンの生産を通じて培われた深部発酵技術を酢酸発酵に応用する研究として欧米を中心に進められた．オーストリアのフロマトカ（Hromatka）らが多くの基礎的な研究を行い，工業規模の装置として，まずドイツのフリングス社により食酢用の深部発酵槽としてアセテーターが発売され，これよりやや遅れて米国のヨーマンズ社によるキャビテーターが完成された．

いずれの装置も撹拌翼を高速回転させたときに生じる翼背面の負圧（キャビテーション効果）により外部の空気を発酵槽内に導入し，微細な気泡を発酵槽外周部まで噴出させる原理の装置である．

深部発酵法で使用される酢酸菌については，菌膜形成能は不要となり，アルコールの酸化能，アルコール耐性，酢酸耐性に優れた菌が多く用いられる．*Gluconacetobacter polyoxogenes* や *Gluconacetobacter europaeus* などが代表的な菌として知られている．

このような深部発酵装置は，高効率の発酵が可能であったため，それまで欧

米を席巻していた食酢製造装置であるジェネレーターから主役の座を奪っていった．

a. アセテーター

1954年にドイツのフリングス社から発売されたアセテーターの構造を図3.16に示した．アセテーターは，内部に冷却管を有するステンレス製の発酵缶体の底部にローター／ステーターシステムと呼ばれる高速攪拌機を備え，キャビテーション効果により外部の空気を吸い込み，微細気泡の形で自給式通気を行う．星型のローター（回転翼）外周部に接するようにステーターが設置されている（図3.17）．ローターが弾き飛ばした微細気泡がステーターを通って勢いよく飛び出し，発酵缶体外周部まで気泡が届くようになっている（図3.18）．缶体天面付近には消泡装置が取り付けられている．

アルコール濃度と温度を自動制御し，発酵終了後の取り出し，再仕込みも自動

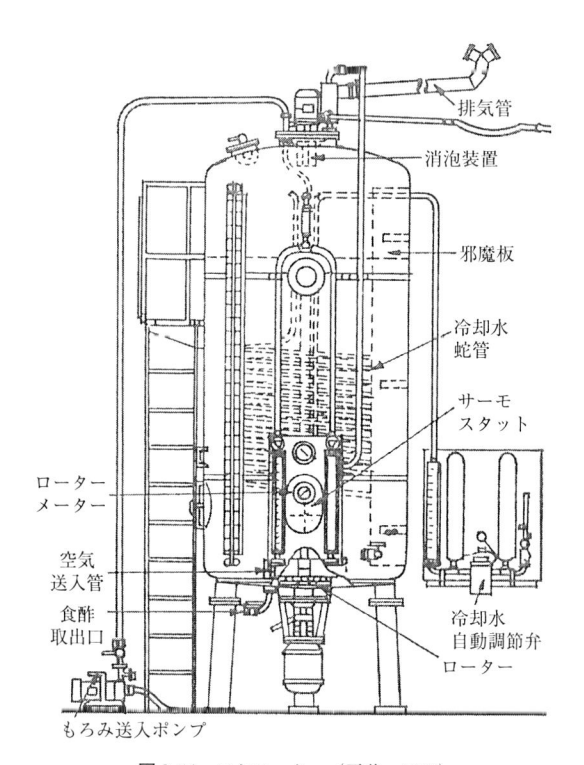

図3.16　アセテーター（正井，1978）

で行うシステムとすることで人手による作業を軽減し，夜間の無人運転も可能とした．それまで欧米で広く普及していたジェネレーターと比較し，タンク容量は1/3程度，発酵速度は10倍程度早くなる画期的な装置であった．たちまち世界を席巻したアセテーターの技術は，現代に至るまで改良が加えられながら日本においても表面発酵と肩を並べて酢酸発酵の主役となっている．

b．キャビテーター

フリングス社のアセテーターより少し遅れて米国ヨーマンズ社にて開発されたキャビテーターも同様に高効率の発酵生産を実現した．

キャビテーターの構造を図3.19に示す．アセテーターと同じくキャビテーションを起こして自給式通気を行う装置であるが，発売当時でアセテーターと違った点は，モーターが缶体上部にあり，回転翼につながるシャフトは中空で，回転翼の形状も異なり，さらにはドラフトチューブが設置されている点である．タンク上部のモーター動力により中空のシャフトを回転し，先端の回転翼に生じる負圧により外部の空気が吸入され，回転翼から気泡が噴出し，缶体外周部まで微細気泡を行きわたらせる．微細気泡と共に外周部に向かって押し出された発酵液は上昇していき，表面付近の発酵液はドラフトチューブの中を降下し，再

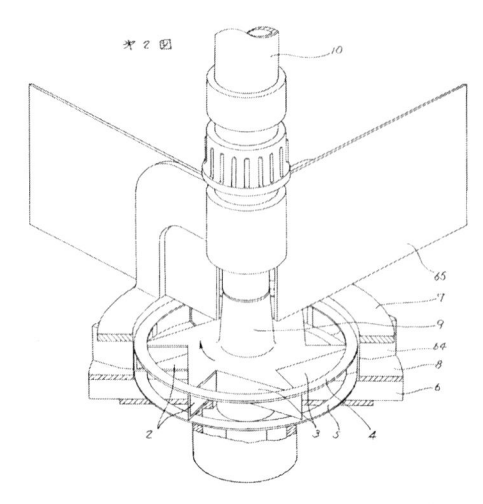

図3.17　ローターの構造（フリングス，1972）

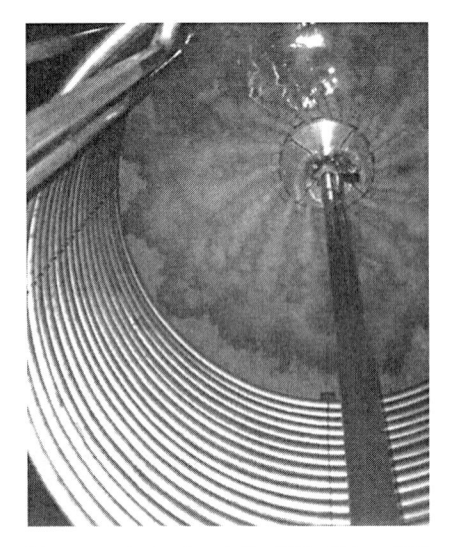

図3.18　アセテーター内部の様子（Frings社製品カタログより）

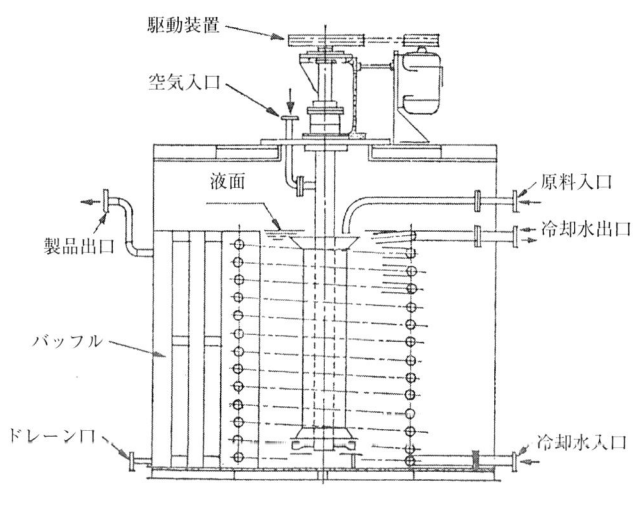

図 3.19 キャビテーター（正井，1978）

び回転翼に巻き込まれる．こうして発酵液全体が流動しながら発酵が進んでいく．また，ドラフトチューブの設置により，泡も液中に巻き込んでいくので，消泡装置は設置されていない．

この装置は，既設のタンクに撹拌機の取り付けなどの改造でも組み上げることができたので，アメリカを中心に普及したが，動力効率や発酵可能酸度の点でアセテーターには及ばなかった．

c. 深部発酵法での発酵様式

深部発酵法での発酵形式を表3.2に示した．比較的酸度の低い食酢製造では連続発酵法が採用されている．この形式では酢酸菌の増殖が進む低酸度領域でしか発酵生産できないことから，酸度8％程度までが商業的範囲である．さらに高い酸度が必要な場合には連続回分発酵法が採用される．発酵を開始し，予定の酸度まで上昇した時点で通気撹拌を継続したまま発酵液の一部を取り出し食酢製品とし，残りを「種酢」とする．そこに「酢もと」を加え次のサイクルを開始する方法である．しかし，発酵開始時のアルコール濃度が5～6％を超えるとアルコールの阻害が大きくなるため到達酸度には限界がある．この問題を解決したのが流加連続回分発酵法である．連続回分発酵を行う過程でアルコール原料を流加することで発酵液中のアルコール濃度を低く，かつ一定に保つ方法であり，酸度

表3.2 深部発酵法での発酵様式

発酵様式	生産酸度目安	発酵パターン(酸度の経時変化イメージ)
回分発酵	～13 %	
連続発酵	～8 %	
連続回分発酵	～13 %	
連続回分発酵法＋流下発酵	～18 %	

17 % 以上の食酢を生産することが可能である．

d. 新しい展開

連続回分発酵法では前サイクルの発酵液が次サイクルの種酢となるため，高酸度になるほど種酢の活性は低下し，次サイクルのラグタイムが長くなり効率を落とす．フリングス社はその解決方法として二段発酵法を提案している．発酵槽を2つ用意し，第一の発酵槽では酸度15 %までの連続回分発酵を行い，その途中で発酵液の一部を第二発酵槽に移動し，第二の発酵槽ではさらに発酵を継続して高酸度発酵を実現する方法である．第二の発酵槽では，次サイクルのことを考慮する必要がないので，限界まで発酵を続けることができ，20 %付近まで酸度を高めることができる．

また，高酸度を実現する発酵法として，国松らが開発した方法がある．通常の流加連続回分発酵を進め，酸度12 %付近から酸度の上昇に合わせて発酵温度を段階的に下げていく手法である．発酵温度が下がることで酢酸菌のストレスが緩和されるために高酸度まで発酵が継続し，最終的に20 %を超える酸度まで発酵が可能である．しかしながら，酸度15 %程度の発酵と比較すると冷却費増や生酸速度低下などのコスト的な課題はある．

前者の二段発酵法は，多様化する食酢ニーズに対応する生産手段として違う形での応用も進められている．ミツカングループから発表された「衛星発酵システム」と呼ばれる，少量多品種生産に対応したシステムである．2機以上の深部発酵槽を組み合わせたシステムで，1機を親機となる種酢の供給のための発酵機と

し，そこから子機となる深部発酵槽に種菌を送り込んで発酵生産を行う．親深部発酵槽を中心に子機が取り囲むイメージで設置されているため，衛星に擬えて衛星発酵と呼んでいる．従来の発酵缶体の形状は，缶体底部がフラット型もしくはディッシュ型であり，ローターの空回りを防止するために少なからぬ液量から発酵を開始せねばならなかったが，子機となる深部発酵槽は少量生産を実現するためにコニカル型の缶体形状にするという工夫もみられる．また，発酵液の移動時の無通気ストレスを低減するため，親機から子機への発酵液の移動には送液能力の高いポンプを使い，素早く液の移動ができるようにもなっている．

3.4.3 固定化発酵法

固定化発酵原理を用いた酢酸発酵装置で最も知られているのはシュッツェンバッハにより開発された循環式ジェネレーターであろう．

ジェネレーターにはブナのシェイビングが充填されており，下部には発酵原料液を入れる．この発酵原料液をポンプアップし，上部に設けられた滴下装置から滴下し，循環させる．この間シェイビング上には酢酸菌が増殖し，徐々に下部原料液の酢酸濃度が高まり食酢となる．こうした装置の登場により食酢生産のスピードは飛躍的に向上した．

この原理を基にフリングス社にて開発された巨大な循環式ジェネレーターの構造を図 3.20 に示す．

発酵槽は，高さ 450 cm，直径 420 cm，上部にはステンレス製の散液管があり，底部からやや上部に格子状の仮底が設けられ，仮底の下の液溜まりには 11〜15 kl の液が溜められるようになっていた．全容量 62 m^3，シェイビング充填容量 56 m^3 で，1 回の製品用発酵液の取り出しは 6.8 kl/8〜10 日であった．発酵槽の上部，中部，下部に温度計を備え，液溜まりの液は冷却機を通って必要な冷却がなされてから上部から散布された．温度制御が厳密にできるようになったのもこの装置の特徴の 1 つでもある．巨大になることでの課題となる通気については，上部からの散布液量に応じて仮底の上の吸い込み口からブロアーを用いて供給された．

ジェネレーターは，その後も大きさや形状など様々な改良も行われながら，欧米において食酢製造の中心にいたが，1950 年代に深部発酵法が商業化されて以

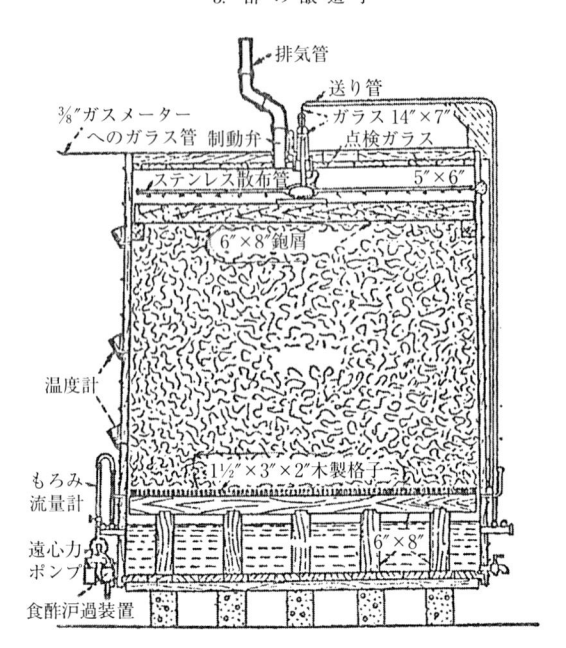

図 3.20 ジェネレーター（正井, 1978）

降，徐々に深部発酵装置に置き換わっていった．海外において，既設のものは近年まで稼動していたし，現在でも稼動しているものがある可能性もある．

　その他，近代的固定化発酵法として，様々な担体を利用した研究がなされた．フランスの Ghommidh らのセラミックスモノリスを担体にしたもの，大菅の κ-カラギーナンゲルへの包括固定化，南波らのポリプロピレン製ホローファイバーへの固定化，奥原のカラムリアクターに充填されたポリプロピレン製の綿状繊維に固定化したもの，アルギン酸カルシウムに固定化したものなどの報告があるが，アセテーターに取って代わるほどの装置は出てきていない．

　深部発酵法が確立され，食酢製造は画期的な変化を遂げたが，伝統的な製法も今なお生き続けている．改めて，伝統と革新がうまく調和して日本の酢造りがなされているということを感じている．

　近年においては，アセテーターのような自給式通気撹拌装置の地位を脅かすような新たな発酵装置の研究報告を筆者は知らない．それだけ現在の深部発酵法は完成度の高い技術であるのだが，一方で，生化学や工業技術の進歩も著しく，今

後新たな発酵技術が生まれてくることを期待したい.　　　　　　　　〔西　祐二〕

文　献

飴山　實・大塚　滋 (1990). 酢の科学, 朝倉書店.
Bourgeois, J. F. & Barja, F. (2009). *Arch. Sci.*, **62**, 145-158.
フイルマ・ハインリッヒ・フリングス (1972). 特公昭, **47-22799**, 159-173
Heinrich Frings GmbH & Co KG. フリングス社製品カタログ
正井博之 (1978). *Nippon Shokuhin Kogyo Gakkaishi*, **25**(2), 48-65.

❰ 3.5　食酢の容器 ❱

　昭和20年代までは陶器の甕などに入れられた食酢が店頭で量り売りされていたが，1950年代になると製造工場でガラスびんに充填したものを販売する取り組み（元詰保証）が始まり，今ではタンクローリーなどで大口需要先に大量に輸送される加工原料用を除けばあらかじめ容器に充填された製品が量販店などで販売されている．

3.5.1　仕向け先と容器の種類

　食酢に使用される容器の種類・容量は仕向け先で異なり，量販店などで家庭用に販売される商品にはガラスびん（500 ml，900 ml の他，一部360 ml）が使われることが多いが，最近ではPETボトル（主に500 ml）も徐々に増えている．また，外食店などの業務用には大型プラスチック容器（主に20 l）が使われ，一部の小規模事業者向けにはPETボトル（1.8 l）も使用される．

　事業者団体の推計では，多い順にガラスびん（3割程度：主に家庭用），タンクローリー（3割弱：大口需要者用），大型プラスチック容器（3割弱：業務用），PETボトル（1割強：主に小口業務用の1.8 l）となっており，陶磁器や紙製容器が使用されることは少ない．

3.5.2　容器のリサイクルなど

　食酢容器として使用されたガラスびんやPETボトルは容器包装リサイクル法に基づいて分別収集されており，PETボトルには資源有効利用法に基づく識別

表示も義務付けられている．

また，1.8lのリターナブルびん（いわゆる一升瓶）は，容器包装リサイクル法に基づく特定容器の認定を受けて自主回収されているが，販売・流通環境が変化したことで1995年の約1,800万本から2008年には約500万本にまで減少した．今後も減少傾向にあると思われるが資源の有効利用などの観点から存続が望まれている．

この他，ガラスびんは品質保持に優れるが重い欠点があるため使い勝手の向上を図るとともに輸送時の環境負荷を低減させる観点から軽量化が図られている．

❖ 3.6 食酢の表示および規格 ❖

3.6.1 表 示（公正競争規約，品質表示基準）

食品の品質表示は消費者の合理的な商品選択に資するもので，消費者に誤認を与えずに商品を簡潔明瞭に説明する必要がある．食酢を対象として体系的に導入されたのは1970年に公正取引委員会が告示した「食酢の表示に関する公正競争規約」が最初である．この規約は業界団体の構成員を規制対象とする自主ルールであり，「合成酢」が「醸造酢」と明確に区分されることなく流通・販売されていた状況の改善を目的としていたが，規約の制定に向けた業界内外の動きが結果として1960年代末の「合成酢から醸造酢への転換（1.4節参照）」を促進したと思われる．

また，規約が施行されて10年後の1979年にはJAS法に基づく「食酢品質表示基準」が告示され，すべての食酢を対象として品質表示が義務化された．表3.3に現行の公正競争規約および品質表示基準に基づく名称区分などの概要を示すとともに表3.4に必要な表示事項を示す．

3.6.2 JAS規格

JAS規格制度は，国の定めた規格基準に合格した製品にJASマークを附して販売することを通じて消費者に良質な商品を提供するものである．

1979年に告示された「食酢の日本農林規格」には合成酢も含まれていたが，社会環境が変化して合成酢の消費が著しく減少したことから2004年の改正では

表3.3 食酢の表示に関する公正競争規約および食酢品質表示基準に基づく食酢分類（名称区分）の概要

名 称 区 分				定 義 の 概 要
液体	醸造酢（氷酢酸または酢酸を使用していないものに限る）			① 穀類（酒粕などの加工品を含む），果実（果実の搾汁，果実酒などの加工品を含む），野菜（野菜の搾汁などの加工品を含む），その他の農産物（さとうきびなどおよびこれらの搾汁を含む），はちみつを原料とした「もろみ」またはこれにアルコール，砂糖類を加えたものを酢酸発酵させたもの ② アルコールまたはこれに穀類を糖化させたもの，果実，野菜，その他の農産物，はちみつを加えたものを酢酸発酵させたもの ③ ①および②を混合したもの ④ ①，②または③に砂糖類，酸味料，調味料（アミノ酸など），食塩など（香辛料を除く）を加えたもの（不揮発酸が1％未満，全糖が10％未満，全窒素が0.2％未満）
		穀物酢		醸造酢のうち原材料として1種または2種以上の穀類を使用したもの（野菜，その他の農産物，はちみつを使用していないものに限る）で穀類の使用量が40 g/L以上のもの
			米酢	穀物酢のうち，米の使用量が40 g/L以上のもの（米黒酢を除く）
			米黒酢	穀物酢のうち原材料として「精白していない米」またはこれに小麦，大麦を加えたもののみを使用したもので米の使用量が180 g/L以上であって，発酵・熟成により褐色に着色したもの
			大麦黒酢	穀物酢のうち原材料に大麦のみを使用したもので大麦の使用量が180 g/L以上であって発酵・熟成により褐色に着色したもの
		果実酢		醸造酢のうち原材料として1種または2種以上の果実を使用したもの（野菜，その他の農産物，はちみつを使用していないものに限る）で果実の搾汁の使用量が300 g/L以上のもの
			りんご酢	果実酢のうち，りんごの搾汁の使用量が300 g/L以上のもの
			ぶどう酢	果実酢のうち，ぶどうの搾汁の使用量が300 g/L以上のもの
	合成酢			① 氷酢酸または酢酸の希釈液に砂糖類，酸味料，調味料（アミノ酸など），食塩などを加えたもの（不揮発酸が1％未満，全糖が10％未満，全窒素が0.2％未満） ② ①または氷酢酸もしくは酢酸の希釈液に醸造酢を混合したもの
粉末	粉末醸造酢			醸造酢を粉末にしたもの
	粉末合成酢			合成酢を粉末にしたもの

注：食酢品質表示基準では「粉末」は対象外である．

◎名称の特例（次の場合に「醸造酢」と記載するか，下記により「醸造酢（○○酢）」と記載するかは製造業者らに任されている）
　① 醸造酢のうち穀類および果実を使用していないもので別表に定める1種類の野菜などを規定量以上使用し，当該野菜などの重量が最も多い場合には，醸造酢（トマト酢），醸造酢（さとうきび酢），醸造酢（はちみつ酢）などと記載できる．
　② また，醸造酢のうち穀類，果実，その他の農産物，はちみつを使用していないもので2種類以上の

野菜を使用（うち1種類は規定量以上）し，野菜の重量が最も多い場合には，醸造酢（野菜酢）と記載できる．

【別表】

野菜等の種類	醸造酢1L当たりの使用量
甘しょ	80 g
ばれいしょ	130 g
かぼちゃ	260 g
たまねぎ	300 g
にんじん	330 g
トマト	570 g
さとうきび	110 g（搾汁の重量とする）
はちみつ	30 g

表3.4 食酢に必要な表示事項の概要

1. 義務表示事項
(1) 名称（表3.3の名称区分に従って表示する）
(2) 原材料名（合成酢に使用される氷酢酸又は酢酸にあっては「氷酢酸」又は「酢酸」と記載すること）
(3) 内容量
(4) 賞味期限
(5) 保存方法
(6) 製造業者等の氏名又は名称及び住所
(7) 原産国名（輸入品に限る）
(8) 酸度
(9) 醸造酢の混合割合（醸造酢を混合した合成酢に限る）
(10) 希釈倍数（希釈して使用されるものに限る）
2. その他の必要表示事項
(1) 種類別名称 　　商品名に近接して「醸造酢」又は「合成酢」の区分を記載．
(2) 醸造酢の混合割合（醸造酢を混合した合成酢に限る） 　　商品名に近接して「醸造酢の混合割合」を記載．

合成酢が削除され，新たに「醸造酢の日本農林規格」として告示された．表3.5に現行規格の概要を示す．

なお，表3.6はJASの格付実績である．2005年頃までは生産量（40万 kl 程度）の5割程度にJASマークが附されていたが低下傾向にある． 〔長町雅美〕

3.6 食酢の表示および規格

表3.5 醸造酢のJAS規格の概要

区　　分		基　準　の　概　要
性状		固有の色沢があり，香味が良好，異味異臭がないこと
酸度		4.0％（穀物酢4.2％，果実酢4.5％）以上
無塩可溶性固形分（1種類の原料のみを使用したもの，米黒酢および砂糖類，アミノ酸液，食品添加物を使用していない業務用を除く）		1　穀物酢：1.3％以上8.0％以下（米酢：1.5％以上8.0％以下） 　　（砂糖類，アミノ酸液，食品添加物を使用していない米酢：1.5％以上9.8％以下） 2　果実酢：1.2％以上5.0％以下（りんご酢：1.5％以上5.0％以下） 3　その他の醸造酢：1.2％以上4.0％以下
全窒素分（米黒酢に限る）		0.12％以上
着色度（米黒酢に限る）		0.30％以上
原材料	食品添加物以外	次に掲げるもの以外のものを使用していないこと 1　穀類，果実，野菜，その他の農産物およびはちみつ 2　アルコール（合成アルコールを除く） 3　砂糖類，食塩およびアミノ酸液
	食品添加物	次に掲げるもの以外のものを使用していないこと．（米黒酢：一切使用していないこと） 1　調味料（L-アスパラギン酸ナトリウム，5′-イノシン酸二ナトリウム，5′-グアニル酸二ナトリウム，L-グルタミン酸ナトリウム，コハク酸二ナトリウムのうち3種以下 2　酸味料（クエン酸，DL-酒石酸（ぶどう酢に限る），乳酸のうち2種以下 3　着色料（カラメルⅢ（果実酢を除く））
異物		混入していないこと
内容量		表示量に適合していること
表示事項（業務用に限る）		酸度を小数第1位まで％の単位で容器包装又は送り状に記載

注：醸造酢の分類は，表3.3に同じ（大麦黒酢を除く）

表3.6　JAS格付数量の推移

単位：千kl

年度	醸造酢	穀物酢	米酢	米黒酢	果実酢	ぶどう酢	りんご酢	合成酢	計
2000	72.0	88.8	34.1	－	0.0	1.0	7.0	0.0	203.0
2005	69.4	85.2	30.5	6.5	0.0	1.2	8.1	0.0	200.8
2010	58.0	67.4	24.2	5.6	0.1	1.0	7.0	－	163.3

財団法人全国調味料・野菜飲料検査協会調べ

4 酢の微生物学 —酢酸菌—

4.1 生態・分類

　酢酸菌はエタノールや糖を不完全に酸化して有機酸を生成する細菌の総称である．分類学的にはグラム染色陰性の絶対好気性の桿菌として位置付けられ，糖や酸，アルコールが存在する環境中に広く存在する．基質にエタノールを用いると酢酸を生成することからこれらの細菌群は「酢酸菌」という呼称を与えられている．1800年代に入り，食酢の主要発酵菌として酢酸菌が働くこと，また酒類などの酸敗菌として酢酸菌が存在することが明らかになり，以降数多くの研究が行われてきた．酢酸菌の分類学上の位置付けについては，主に生理・生化学的性状や化学分類学的性状により他の細菌や酢酸菌間での区別がされていた．しかし近年では遺伝学的手法が分類学にも適用され，細菌の中における酢酸菌の系統的位置付けが明らかになり，現在の分類体系が定められている．ここでは，過去から現在において酢酸菌が分類学上どのように捉えられてきたかについて述べる．

4.1.1 酢酸菌分類の歴史的変遷と分子系統

　人類は酢酸菌の存在を認識する以前から酢を生活の中に組み入れてきたが，酢酸菌が我々に認識されるのは1800年代に入ってからであった．1837年にキュッチング（Kützing）により食酢から酢酸菌が分離され，1864年パスツール（L. Pasteur）は酢酸菌と酢酸発酵の関連について論じた．その後，1898年にベイエリンク（M. Beijerinck）が食酢から分離された酢酸菌に対して *Acetobacter aceti* なる学名を与えた．1800年代終盤になり，酢酸菌は糖や糖アルコールの酸化を行うことが明らかになり，食酢醸造以外での酢酸菌利用の可能性が広がった．例

えば，グルコースからのグルコン酸生成やD-ソルビトールからのL-ソルボース生成がそれである．また，食酢以外の環境からの酢酸菌の分離も行われるようになり，果実より分離された酢酸菌分離株が，*Acetobacter*属と異なり，エタノールの酸化能よりグルコースからグルコン酸への酸化能が強く，また酢酸の酸化能を持たないことが明らかにされ，*Gluconobacter*属と命名された（朝井，1935）．しかし，朝井の論文は日本語で投稿されたため，国外の研究者にこの学名は知れわたらなかった．そのため，同様の性質を持つ酢酸菌株に対し，1954年にレイフソン（E. Leifson）が*Acetomonas*属を提案し，以降，1961年にディレイ（De Lay）が*Gluconobacter*属の属名の優先権を承認するまで，これら2つの属名の扱いについては混乱が生じた．

1980年代に入ると菌体脂肪酸組成や呼吸系キノンの分子種など，細胞の構成成分の差異に基づいた化学分類学的手法が細菌の分類に適用され，酢酸菌についてもその分類体系に動きがみられた．同時期には化学分類学的性質に加え，DNA G + C含量が属レベル，DNA-DNA交雑実験が種レベルの識別に用いられるようになり，表現型に加えて遺伝型による分類体系が構築されていった．1984年，山田と近藤は*Acetobacter*属が呼吸系ユビキノン組成にQ-9とQ-10を持つ種に分かれることを明らかにした．これに基づき*Acetobacter*属を2つの亜属に分けることを提案し，Q-9を持つ*A. aceti*と*Acetobacter pasteurianus*を*Acetobacter*亜属，Q-10を持つ*Acetobacter liquefaciens*と*Acetobacter xylinum*を*Gluconoacetobacter*亜属とした（Yamada & Kondo, 1984）．しかし，属レベルでは1989年にメタノールを資化する酢酸菌，*Acidomonas*属が提案されるまで酢酸菌は*Acetobacter*属と*Gluconobacter*属の2属のみで構成されていた．酢酸菌の分類体系に大きな変化がみられ，属間の類縁関係が明らかになるのは1990年代に入ってからである．

1980年代後半より，化学分類学的性質に加え分子系統解析結果の細菌分類学への適用の流れが始まった．1985年にウーズ（C. Woese）らにより16SリボソームRNA遺伝子のカタログ解析により，真正細菌が10の系統群に分かれること，さらに1990年にリボソームRNAの塩基配列に基づく分子系統解析により生物全体が3つのドメイン（アーキア，バクテリア，ユーカリア）に分かれることを明らかにした．その後，酢酸菌についても16SリボソームRNAの

塩基配列に基づく分子系統解析が行われ，*Acetobacter* 属，*Gluconobacter* 属，*Acidomonas* 属は現在の分類階級におけるプロテオバクテリア門，α-プロテオバクテリア綱に含まれることが明らかにされた．一方，化学分類および遺伝学的性質で *Pseudomonas* 属や *Xanthomonas* 属と類縁とされ *Acetobacter* 属より独立した *Frateuria* 属は，系統的に *Pseudomonas* 属と同じ γ-プロテオバクテリア綱に含まれることが確認され，これは仮性酢酸菌とも呼ばれている．分子系統解析の細菌分類への適用が酢酸菌の分類に与えた大きな変化は *Gluconacetobacter* 属が新属として提案されたことである（Yamada et al., 1997）．これは山田と近藤が過去に *Gluconoacetobacter* 亜属と提案していた呼吸系ユビキノン組成が Q-10 の *Acetobacter* 属種について 16S リボソーム RNA の分子系統解析でもその独立性が証明された結果である．これにより，現在の酢酸菌の分類体系の骨格ができあがったとみなすことができる．さらに，*Acetobacter* 属と *Gluconacetobacter* 属は 16S リボソーム RNA 遺伝子に基づく分子系統で，それぞれ属内で 2 つのサブクラスターに分かれることがわかっている．*Acetobacter* 属は *A. pasteurianus* を含むグループと *A. aceti* を含むグループに分かれ，*Gluconacetobacter* 属は *Gluconacetobacter xylinus*, *Gluconacetobacter europaeus* を含むグループと *Gluconacetobacter liquefaciens*, *Gluconacetobacter diazotrophicus* を含むグループに分かれ，*Gluconacetobacter* 属についてはこれらのグループを別属とする議論もある（Yamada & Yukphan, 2008）．

　16S リボソーム RNA の分子系統解析の手法が一般化した 1990 年代以降多くの新規分類群が提案され *Asaia* 属，*Kozakia* 属，*Swaminathania* 属，*Saccharibacter* 属，*Neoasaia* 属，*Granulibacter* 属，*Tanticharoenia* 属，*Ameyamaea* 属，*Neokomagataea* 属などが分離・報告された．これら，酢酸菌としてあげた属はすべて α-プロテオバクテリア綱の中の Acetobacteriaceae 科に包含される．一方で，本科内には絶対好気性でありながらバクテリオクロロフィルを有する光合成細菌の *Acidiphilium* 属なども含まれる（Sievers & Swings, 2005）．酢酸菌の 16S rRNA 遺伝子に基づく分子進化系統樹を図 4.1 に示した．なお，酢酸菌の詳細な系統関係については Yamada & Yukphan (2008) の総説などを参照されたい．また，正式に発表された学名に関する最新の情報はウェブサイト「List of Prokyaryotic names with Standing in Nomenclature (LPSN)」

4.1 生態・分類

```
            ┌─────── Acetobacter (A. pasteurianus グループ)
            │              A. lovanienseis
            │              A. peroxydans
            │              A. pomorum   など
            │
            ├─────── Acetobacter (A. aceti グループ)
            │              A. cerevisiae
            │              A. malorum
            │              A. oeni
            │              A. orleanensis  など
            │
            ├─────── Gluconobacter
            │
            ├─────── Neokomagataea
            │        Saccharibacter
            │
            ├─── Swaminathania
            │
            ├── Asaia
            │
            ├── Tanticharoenia
            ├── Ameyamaea
            ├── Neoasaia
            ├── Kozakia
            │   Acidomonas
            │
            ├─────── Gluconacetobacter (Ga. xylinus グループ)
            │              Ga. entanii
            │              Ga. europaeus
            │              Ga. hansenii
            │              Ga. oboediens  など
            │
            ├─────── Gluconacetobacter (Ga. liquefaciens グループ)
            │              Ga. azotocaptans
            │              Ga. diazotrophicus
            │              Ga. johannae  など
            │
            └── Granulibacter
                ──────── Acidiphilium cryptum
```

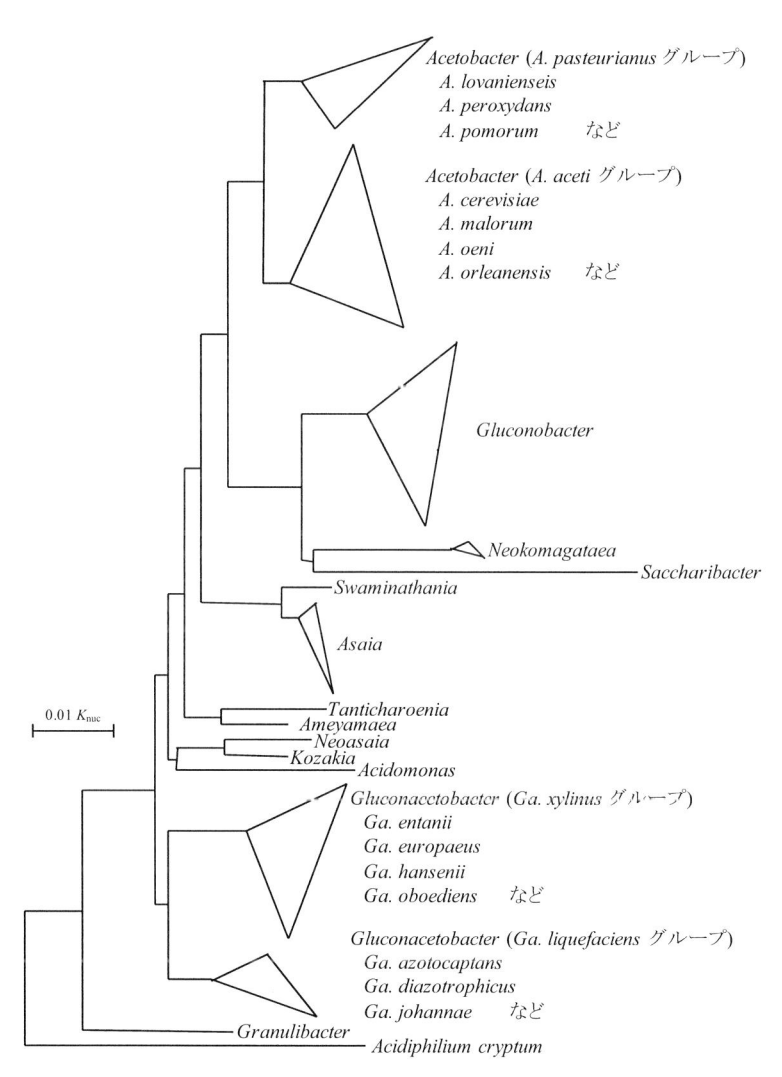

0.01 K_{nuc}

図 4.1 16S rRNA 遺伝子配列に基づく酢酸菌各属の進化系統図
アウトグループに *Acidiphilium cryptum* を用いた．進化距離は K_{nuc} で計算し，系統樹はNJ 法で作成．

（http://www.bacterio.cict.fr/）から得ることができるので，活用して欲しい．

4.1.2　酢酸菌の生理・生化学的性状

　酢酸菌を特徴付ける最も重要な性状はエタノールの酸化能と過酸化と呼ばれる酢酸を炭酸ガスと水に完全酸化する能力である．さらに，乳酸の酸化能も酢酸菌の識別には有効な指標である．エタノールの酸化能はほとんどの酢酸菌の属でみられるが，*Saccharibacter* 属，*Granulibacter* 属，*Neokomagataea* 属については非常に弱く，*Asaia* 属は系統的には他の酢酸菌属と類縁であるが，エタノールの酸化能を持たないことが特徴である．酢酸と乳酸の酸化能については *Acetobacter* 属，*Acidomonas* 属，*Gluconacetobacter* 属，*Ameyamaea* 属が酢酸の酸化すなわち過酸化を行い，乳酸の酸化は *Acetobacter* 属，*Gluconacetobacter* 属，*Granulibacter* 属が行う．つまり，酢酸と乳酸双方の積極的な酸化能を持つのは酢酸菌の属の中では *Acetobacter* 属と *Gluconacetobacter* 属のみである．ただし，酢酸と乳酸双方の酸化能を持つ属として *Asaia* 属，*Kozakia* 属，*Swaminathania* 属は酢酸および乳酸を弱く酸化し，*Ameyamaea* 属は乳酸を弱く酸化し，*Granulibacter* 属は酢酸を弱く酸化する．また，*Gluconobacter* 属，*Neoasaia* 属，*Tanticharoenia* 属，*Neokomagataea* 属は酢酸，乳酸ともに酸化せず，*Saccharibacter* 属は酢酸を酸化せず乳酸のみ弱く酸化する．ほとんどの酢酸菌の属はグルコースを酸化しグルコン酸を生成し，さらに種によって異なるが 2-ケトグルコン酸，5-ケトグルコン酸を生成する．また，*Gluconobacter* 属と *Gluconacetobacter* 属の一部の種，*Tanticharoenia* 属，*Neokomagataea* 属はこれらに加え，2,5-ジケトグルコン酸を生成する．酢酸菌の中には高濃度グルコース耐性を持つ属があり，*Acidomonas* 属，*Asaia* 属，*Swaminathania* 属，*Saccharibacter* 属，*Neoasaia* 属，*Tanticharoenia* 属，*Neokomagataea* 属が 30 % グルコース存在下で生育する．一部の酢酸菌，*Gluconacetobacter* 属，*Swaminathania* 属，*Tanticharoenia* 属は褐色の水溶性色素を産生することが知られており属の特徴とされている．化学分類学的性質については，*Acetobacter* 属が呼吸系ユビキノンに Q-9 を持つことが特徴的であり，その他の酢酸菌の属はすべて Q-10 を持つ．

4.1.3 酢酸菌の生態

　酢酸菌は食酢醸造環境下のみならず，多様な自然環境にも存在し，食酢醸造以外でも，その特徴と性質を生かした産業利用がなされている．食酢醸造において純粋培養菌体が用いられることはあまりないが，ヨーロッパにおける開放桶や細粒法，日本での静置発酵法では *A. pasteurianus* が優占的に分離され，次いで *A. aceti* や *Ga. xylinus* などが分離される．一方，アセテーターなどを用いた通気攪拌法による食酢醸造の発酵菌は静置発酵法でみられる菌種に比べ酸耐性が強いことがあげられる．しかし，その培養の難しさゆえ，菌種の同定は困難であったが，円谷らがその培養法を確立したことにより現在では *Ga. europaeus*, *Gluconacetobacter oboediens*, *Gluconacetobacter entanii*, *Acetobacter pomorum* などが分離，同定されている（Entani *et al.*, 1985；Kersters *et al.*, 2006）．

　酒類醸造環境下において酢酸菌は酸敗菌として位置付けられ，ワイン醸造環境下では *A. pasteurianus*, *A. aceti*, *Ga. xylinus* などが分離され，*Gluconobacter* 属はブドウ果実より分離されるがワインもろみからはあまり分離されない．清酒の酸敗菌として *A. pasteurianus* が知られ，リンゴ酒醸造の酸敗菌として発酵期初期に *Gluconobacter* 属，発酵過程を通して *Acetobacter* 属が分離される．また，ビールの酸敗菌としては *Ga. xylinus*, *A. pasteurianus*, *G. oxydans* の分離報告がある．

　その他発酵食品生産と酢酸菌とのかかわりでは東南アジアでポピュラーなナタ・デ・ココとシベリア地方で伝統的に飲まれている Kombcha-tea（紅茶キノコ）があげられる．いずれもセルロースを構成成分とするゲル状の固形物が形成されるのが特徴で，これらはセルロース生産性の *Ga. xylinus* が関与しており，本菌はバクテリアセルロースの工業生産に用いられている．

　果実や花からも酢酸菌は分離され，リンゴやナシの細菌腐敗の原因菌として *Acetobacter* 属や *Gluconobacter* 属が分離される．花からは *Gluconobacter* 属に加え *Asaia* 属，*Kozakia* 属，*Neoasaia* 属，*Neokomagataea* 属，*Saccharibacter* 属などが分離されている．加えて，*Acetobacter* 属，*Gluconacetobacter* 属，*Gluconobacter* 属，*Asaia* 属などはミツバチやミバエの消化管からも分離されている．また，その他の植物からはサトウキビの茎と根から窒素固定能を持つ酢酸菌，*Ga. diazotorophicus* が分離され，コーヒーの木の根圏より *Gluconacetobacter azotocaptans*, *Gluconacetobacter johannae* が分離されている．

4.1.4 今後の酢酸菌分類

酢酸菌と食酢のつながりは古くから人類に認識されてきているが，食酢醸造環境以外の自然環境にも多様な酢酸菌群が存在することが明らかになりつつある．分類学的側面でも多くの新種や新属の酢酸菌が分離，提案されており，既存の分類手法のみでは酢酸菌相互の識別が難しくなってきている．近年では酢酸菌についてもゲノム情報が次々と解析されており，これらの情報と酢酸菌の生理，生態との関連が今後明らかにされていくことにより，酢酸菌の本質的な全体像が解明されるものと考えられる．

〔石川森夫〕

文　献

朝井勇宜 (1935). 農化, **11**, 674-708.
Entani, E. *et al.* (1985). *J. Gen. Appl. Microbiol.*, **31**, 475-490.
Kersters, K. *et al* (2006). *The Prokaryotes* 3rd ed., vol. 5. (Dwoekin, M. *et al.* eds.), Springer-Verlag.
Sievers, M. & Swings, J. (2005). in *Bergey's Mnual of Systematic Bacteriology* 2nd ed., vol. 2, part C (Brenner, D. J. *et al.* eds.), pp. 41-95, Springer.
Yamada, Y. & Kondo, K. (1984). *J. Gen. Appl. Microbiol.*, **30**, 297-303.
Yamada, Y. *et al.* (1997). *Biosci. Biotechnol. Biochem.*, **61**, 1244-1251.
Yamada, Y. & Yukphan, P. (2008). *Int. J. Food Micorbiol.*, **125**, 15-24.

◀ 4.2　生理・生化学 ▶

4.2.1　酸化発酵の原理

a.　酸化発酵とは

酢酸菌は，花や果実，さらに酸敗した果実・果実酒などの中で，高濃度の糖やアルコールを様々な糖酸・有機酸に酸化的に変換し培地中に高濃度に蓄積する能力を持っている．この反応は，細胞膜表層で行われる呼吸鎖と直接リンクした好気的酸化反応である．結果蓄積される発酵産物は培地の pH を低下させ，競合する微生物には厳しい生育環境をもたらすことになる．このような糖質の酸化反応は，酢酸菌に典型的な代謝様式であり，「酸化発酵」と呼ばれて，酵母や乳酸菌の行うアルコール発酵や乳酸発酵のような一般的な「発酵」と識別される．

一般の「発酵」は呼吸とリンクしない嫌気代謝であり，細胞内に取り込まれたグルコース ($C_6H_{12}O_6$) は解糖系を経てまずピルビン酸 ($2C_3H_4O_3$) にまで部

分的に酸化される．その後，そのピルビン酸が乳酸（$2C_3H_6O_3$）やエタノール（$2C_2H_6O/2CO_2$）に還元されて培地中に蓄積される．そのため，結果的にこれらの発酵産物は基質グルコースに比べて酸化されていないに等しい．これに対して，「酸化発酵」は，酢酸菌の細胞膜の外表層に結合した酸化還元酵素と末端オキシダーゼに依存した呼吸反応であり，典型的な好気呼吸である．それ故，この酸化発酵では，エタノールや乳酸と違い，例えば酢酸発酵でのエタノールからの酢酸の生成（$C_2H_6O \rightarrow C_2H_4O_2$）のように，酸化生成物を蓄積する．しかし，その生成物は部分的な酸化を受けた「不完全酸化」中間体であり，グルコースからのピルビン酸をクエン酸回路を介してCO_2にまで完全に酸化する一般的な好気細菌やミトコンドリアの呼吸反応とは異なっている．

酢酸菌の酸化発酵には，これまでエタノールからの酢酸，グルコースからのグルコン酸，2-ケトグルコン酸（2-KGA）や5-ケトグルコン酸（5-KGA），ソルビトールからのソルボースやケトグロン酸，グリセロールからのジヒドロキシアセトン（DHA），キナ酸からのデヒドロキナ酸などの発酵が知られている（図4.2）．

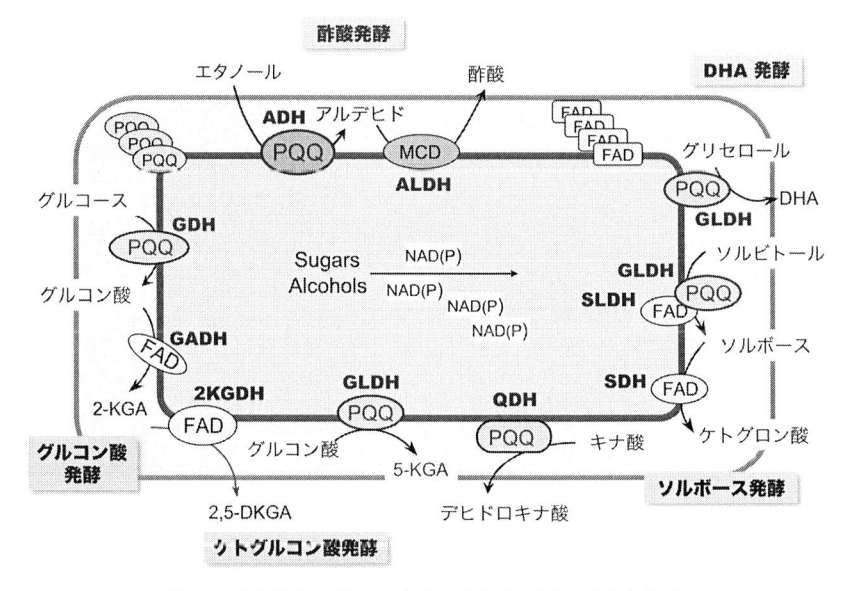

図4.2 酸化発酵の種類と関与する酵素系（略号は本文を参照）

b. 酸化発酵と酢酸菌好気呼吸鎖

酢酸菌の酸化発酵に係る酸化還元酵素は，後述するように，主にピロロキノリンキノン（PQQ）を補欠分子族とするキノプロテインとFADを補欠分子族とするフラボプロテインである．これらは細胞質膜の外表層にあって，その膜内に存在する脂溶性の電子受容体であるユビキノン（Q）に電子を渡し，結果還元されて生じるユビキノール（QH_2）が次に細胞質膜に内在しているユビキノール・オキシダーゼによって酸化されることで，その酸化反応を完結する（図4.3）．完全ゲノム解析が完了している酢酸菌ゲノムをみてみると，いずれの株もシアン感受性のチトクロム ba_3（もしくはチトクロム bo_3）とシアン耐性のチトクロム bd もしくはシアン非感受性オキシダーゼ（CIO）の両者を種々の組み合わせで持っている．前者は，ミトコンドリアや好気細菌の好気呼吸鎖で機能するチトクロム c オキシダーゼと類似の構造と機能を持っているが，その電子供与体がチトクロム c から QH_2 に替わっていて，進化的にはより新しい末端オキシダーゼである．これらは，ヘム・銅スーパーファミリーと呼ばれ，酸素反応部位がヘムA（もしくはヘムO）と銅（Cu_B）によって形成されていて，H^+ポンプ能を持っている．一方のチトクロム bd とCIOは，酸素反応部位がヘムBとヘムDによって形成されていてCu_Bを含まず，H^+ポンプ能がない．酢酸菌呼吸鎖では，その発現量から考えて，チトクロム ba_3（bo_3）が中心的に働き，酸化発酵とエネルギー

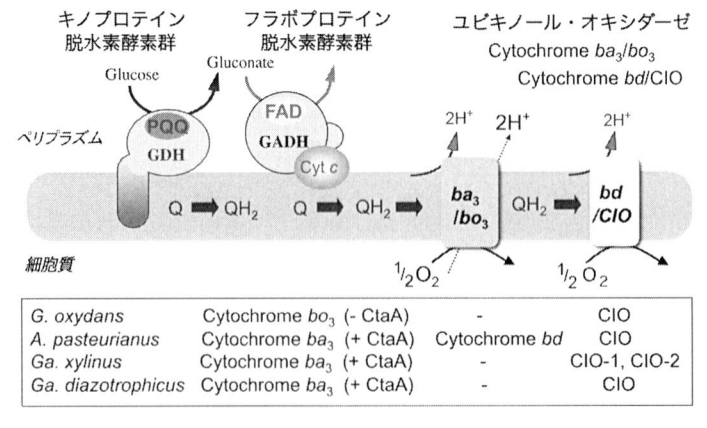

図4.3 酢酸菌の酸化発酵呼吸鎖
CtaAはヘムA合成酵素の有無を示す（略号は本文を参照）．

生産に大きく寄与していると考えられる．この主要な呼吸鎖反応系は，精製酵素とQからなる人工膜小胞への再構成系によって証明されている．Qを含むリン脂質とチトクロム ba_3（もしくはチトクロム bo_3）からプロテオリポソームを作成し，そこに酢酸菌から精製されたアルコール脱水素酵素（ADH）を表面から吸着させることよって，エタノール酸化系呼吸鎖が再構成された（Matsushita *et al*., 1992a）．この人工膜小胞は，細胞質膜に匹敵する反応速度と高いエネルギー生成能を有していた．一方のシアン耐性末端オキシダーゼである CIO やチトクロム bd は，チトクロム ba_3（bo_3）に対する補助的な役割を持つと予想される．

c. 酸化発酵の生理学的意義

酢酸菌の呼吸鎖は，短絡的であるため強い酸化力を生み出し，また細胞膜の外側で基質を酸化しているため物質輸送（基質の取り込みと産物の排出）を必要としないこともあって，高速度での酸化生成物の蓄積を可能にしている．その呼吸によって生成されるエネルギーの多くは自身の生成する有機酸や低 pH に耐えるために消費されていると考えられるが，後述するように，酸化発酵に特有な二段階生育の後期では，蓄積された有機酸が取込まれ，資化されて増殖のエネルギーが得られている．この現象は，酵母のアルコール発酵で考えられている「make-accumulate-consume」（つくり，蓄積し，消費する）（Piskur *et al*., 2006）と呼ばれる「発酵」の適応戦略そのものである．それ故，「酸化発酵」呼吸鎖は，その生育初期における糖・アルコールの対応する有機酸への急速な転換反応（基質の消費），その生産物によってもたらされる「有害な酸の蓄積・低 pH」に対する耐性機構へのエネルギーの供給に関与していると考えられる．

4.2.2　酸化発酵に関与する酵素群

酢酸菌の酸化発酵は，その細胞質膜の外側に存在する脱水素酵素によって行われる（表 4.1）．この特異な，いくつかの脱水素酵素により酸化されることで，それぞれに異なる酸化発酵が成立する．

a. 酢酸発酵

酢酸発酵は，ADH によって触媒されるエタノールからアセトアルデヒドへの酸化反応とアルデヒド脱水素酵素（ALDH）の触媒によるアセトアルデヒドから酢酸への酸化反応によって行われる．かつては，NAD^+ あるいは $NADP^+$ を補酵

表 4.1 酢酸菌酸化発酵に関与する脱水素酵素群

酵素	基質	生成物	補因子1*	補因子2*	電子受容体**
アルコール脱水素酵素 EC1.1.5.5	エタノール	アセトアルデヒド	PQQ	4ヘムC	Q
アルデヒド脱水素酵素 EC1.2.99.3	アセトアルデヒド	酢酸	MCD	2[4Fe-2S] 3ヘムC	-
グルコース脱水素酵素 EC1.1.5.2	D-グルコース	グルコノ-δ-ラクトン	PQQ	-	Q
グルコン酸脱水素酵素 (2-KGA生成型) EC1.1.99.3	グルコン酸	2-ケトグルコン酸	FAD	3ヘムC	Q
2-ケトグルコン酸脱水素酵素 EC1.1.99.4	2-ケトグルコン酸	2,5-ジケトグルコン酸	FAD	3ヘムC	-
グリセロール脱水素酵素 EC1.1.99.22	グリセロール D-ソルビトール グルコン酸	DHA*** L-ソルボース 5-ケトグルコン酸	PQQ	-	Q
キナ酸脱水素酵素 EC1.1.5.8	キナ酸	3-デヒドロキナ酸	PQQ		Q
ソルビトール脱水素酵素 EC1.1.99.21	D-ソルビトール	L-ソルボース	FAD	3ヘムC	
フルクトース脱水素酵素 EC1.1.99.11	D-フルクトース	5-ケト-D-フルクトース	FAD	3ヘムC	
ソルボース脱水素酵素 EC1.1.99.12	L-ソルボース	L-ソルボソン	FAD		Q
ソルボソン脱水素酵素	L-ソルボソン	2-ケトグロン酸	-		
イノシトール脱水素酵素	イノシトール	2-ケトイノシトール	PQQ		

酵素名の下段に記載したEC番号は国際生化学連名（IUBMB）による命名である．EC1.1.5.xxと分類されているものはQを電子受容体とするものであるが，多くはEC1.1.99.xxと分類されていて，いまだに電子受容体が不明と認識されている．「EC1.1.」は水酸基の酸化還元酵素，「EC1.2.」はアルデヒド基の酸化還元酵素を意味している．

*補因子1は基質酸化にかかわる補因子．補因子2は電子伝達にかかわる補因子．
**電子受容体はすべてユビキノン（Q）と考えられるが，実験的に示されているものだけQと表示している．
***ジヒドロキシアセトン

素とする細胞質酵素であると誤解されてきたが，以下のように改訂された．

1) アルコール脱水素酵素

ADH は，エタノール：Q 酸化還元酵素であり，エタノールからアセトアルデヒドへの酸化に共役して Q の還元を触媒する．細胞質膜の外側に存在するが膜貫通領域を持たない表在性膜酵素である．エタノールの酸化と Q の還元を細胞質膜の外側で行うため，ADH 単独でプロトン濃度勾配の形成はできない．ADH は，I, II, III の 3 種のサブユニットから構成される（図 4.4）．分子サイズの最も大きなサブユニット I（脱水素酵素サブユニット）は補欠分子族として PQQ とヘム C を持つキノヘモプロテインで，次に大きいサブユニット II はヘム C を 3 つ持つチトクロム c で Q の還元反応を担う．そして補欠分子族は持っていないと考えられる最も小さなサブユニット III が加わり，ADH はこれらからなる 3 者複合体酵素であり，キノヘモプロテイン・チトクロム複合体と呼ばれる．3 つのサブユニットとも遺伝子が特定されていて，サブユニット I と II はこの順でオペロンを形成している一方，サブユニット III はこのオペロンとは独立に存在している．

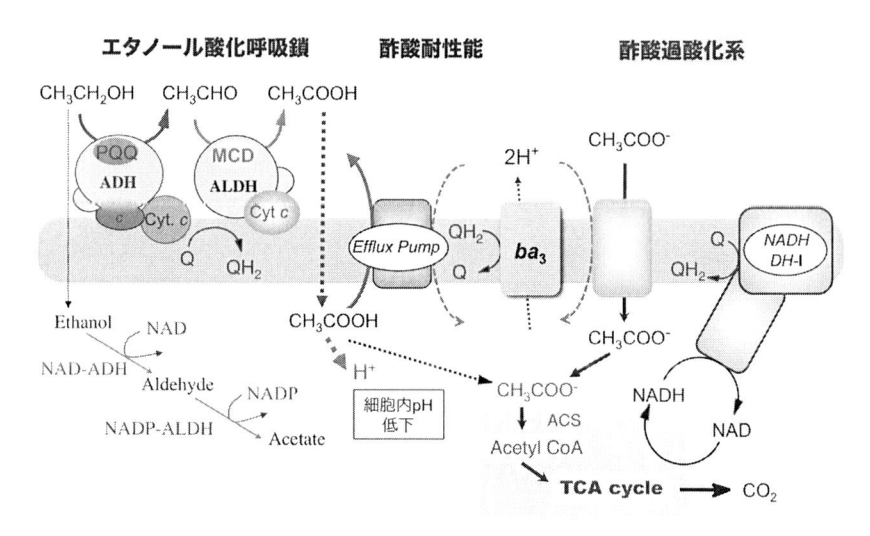

図 4.4 酢酸発酵と「エタノール酸化」「酢酸耐性」および「酢酸過酸化」反応
NADH DH-I：NADH 脱水素酵素；ACS：アセチル CoA 合成酵素；MCD：モリブドプテリン補欠分子族；NAD-ADH：NAD 依存性アルコール脱水素酵素；NADP-ALDH：NADP 依存性アルデヒド脱水素酵素（その他の略称は本文を参照）．

3つのサブユニットはすべてSec（Secretion：分泌）システムと呼ばれるグラム陰性細菌で一般的なタンパク質膜透過装置を経て細胞質膜の外側に運ばれる．すなわち，それぞれリボソームで合成された後，タンパク質が折りたたまれる前に細胞質膜の外側に運ばれ，その後折りたたまれる．このとき，ヘムCとPQQが組み込まれる．この過程でサブユニットIIIは，サブユニットIを安定化する分子シャペロンとして働く．その後，完全な酵素複合体が完成する．

一般の酵素と比較してADHの基質特異性は広い．一級アルコールを基質とし，プロパノールはエタノールとほぼ同程度，また炭素数4〜6の直鎖アルコールを良好に酸化する．ただ，メタノールの酸化は非常に弱い．グリセロールも高濃度になると酸化する．また，反応産物であるアセトアルデヒドの酸化活性もあり，ADHだけでエタノールから酢酸までの酸化反応を行う可能性が指摘されている．プロピオンアルデヒドなどの直鎖一級アルデヒドおよびホルムアルデヒドも酸化できる．

ADHは，人工電子受容体を用いた試験管内の反応ではあるが，アルコール類の酸化に加えて，QH_2の酸化を行う．この活性は，細胞質膜Qの酸化還元バランスに関連することが推測できる．しかし，生理学的な電子受容体がみつかっていないなど，生体内での役割についてはこれからの解析が待たれる．

酸性条件下や高通気条件下で培養すると，ADHタンパクの生成量が増加する一方で活性はほとんど変化しない．すなわち，不活性なADHの存在を示唆する．*Gluconobacter*属での解析では，不活性型ADHは活性型の1/10しか活性を持たないが，QH_2を酸化する活性が，活性型ADHに比べて高い．このことは，ADHがエタノールの酸化だけでなく別の生理学的役割を担うことを示唆している．はじめから不活性なADHが作られるのか，活性型ADHが不活性型になるのか，詳細は明らかになっていない（Yakushi & Matsushita, 2010）．

2）アルデヒド脱水素酵素

ALDHはアセトアルデヒド：Q酸化還元酵素であり，3種のサブユニットから構成される．分子サイズの最も大きなサブユニットIは，補欠分子族としてモリブドプテリンシトシンジヌクレオチド（MCD）を持つモリブドプロテインで，脱水素酵素活性を担う．次に大きいサブユニットIIはQの還元に関与する，3つのヘムCを持つチトクロム*c*である．それらに，2つの鉄-硫黄クラスター

を持つ最も小さなサブユニット III が加わって，モリブドプロテイン・チトクロム複合体と呼ばれる 3 者複合体酵素が形成される（図 4.4）．これらの遺伝子は，サブユニット II，III，I の順でオペロンを形成している．

サブユニット II のみが「Sec システム」で細胞質膜の外側に運ばれる．この輸送の後，ヘム C を組込みながらタンパク質の折りたたみが行われる．サブユニット I は，Tat（Twin Arg translocator）システムと呼ばれるタンパク質輸送装置によって細胞質膜の外側に運ばれる．この輸送システムは，細胞質内で補欠分子族の組込みを含むタンパク質の折りたたみと複合体形成が完了したものを輸送する．サブユニット I には「Tat システム」のためのシグナルが存在する．サブユニット III は，輸送シグナルを持たないので，細胞質内でサブユニット I と複合体形成をした後，そのシグナルを使って輸送されると考えられる（「ヒッチハイク・モデル」と呼ばれる）．その後，別の経路で運ばれたサブユニット II と複合体を形成する．

初めての精製の報告があった頃から，本酵素の補欠分子族は PQQ であるとされていたが，PQQ 合成のできない *Gluconacetobacter* 属の変異菌株（原報では *Acetobacter* 属）が，ADH 活性を失うのに対して，ALDH 活性はほとんど影響受けないことが発見され，PQQ は否定された．その後，クローニングされた ALDH 遺伝子の推定アミノ酸配列から，MCD が補欠分子族であると推測されている．

ホルムアルデヒドを除く直鎖一級アルデヒドやイソブチルアルデヒド，グルタルアルデヒドを基質とする．アルコール類は酸化しない．

ADH と ALDH は酢酸菌に特有な酵素・遺伝子であり，現在までに α-プロテオバクテリア綱 Acetobacteraceae 科の酢酸発酵を行う *Acetobacter*，*Gluconobacter*，および *Gluconacetobacter* 属と，γ-プロテオバクテリア綱 *Fratearia* 属のみに見出され，酢酸発酵を行う「酢酸菌らしさ」を担う酵素・遺伝子である．

b. グルコン酸発酵，ケトグルコン酸発酵

Gluconobacter 属酢酸菌によりグルコースからグルコン酸，2-KGA，5-KGA，および 2,5-ジケトグルコン酸（2,5-DKGA）の発酵が行われる．

1) グルコース脱水素酵素

グルコース：Q酸化還元酵素であるグルコース脱水素酵素（GDH）は，グルコピラノースの1位の水酸基を酸化し，グルコノ-δ-ラクトンを生じる．グルコノ-δ-ラクトンは酸性では比較的安定であるが，中性では速やかにラクトンが加水分解され，グルコン酸となる．

GDHは補欠分子族としてPQQを持つキノプロテインである．GDHは単一のタンパク質であり，細胞膜に親和性を持つ膜結合領域とPQQが結合している親水性の触媒領域からなる（図4.3）．マルトースに対しては5％（グルコースに対する相対値）の活性を示すが，グルコース以外の6炭糖と5炭糖は酸化しない．このように基質特異性が高いので，センサー分野での応用が期待される．GDHは，酢酸菌の他，γ-プロテオバクテリア綱の*Pseudomonas*属や大腸菌など，比較的多くの細菌に分布している．

2) グルコン酸脱水素酵素（2-KGA生成型）

グルコン酸脱水素酵素（GADH）は，グルコン酸：Q酸化還元酵素である．グルコン酸の2位の水酸基を特異的に酸化し2-KGAを生じるので，グルコン酸2-脱水素酵素とも呼ばれる．後述する5-KGAを生じる反応とはまったく異なる．GADHは3種のサブユニットから構成され，分子サイズの最も大きなサブユニットIは補欠分子族としてFADを持つフラボプロテインで，脱水素酵素を担う．次に大きいサブユニットIIはQの還元反応を行い，ヘムCを3つ持つチトクロム*c*である．これらは，最も小さいサブユニットIIIとともに3者複合体酵素を形成し，フラボプロテイン・チトクロム複合体と呼ばれる（図4.3）．GADHは酢酸菌の他，*Pseudomonas*属，*Erwinia*属にも存在する．

ALDH同様，サブユニットIIのみが「Secシステム」で細胞質膜の外側に運ばれる．サブユニットIIIに「Tatシステム」の輸送シグナルが見出されるが，サブユニットIにはどの輸送シグナルもない．すなわち，細胞質内でサブユニットIとサブユニットIIIが複合体形成をした後，「ヒッチハイク・モデル」で輸送される．なお，このサブユニットIIIは，サブユニットIの輸送のみならず，その安定性を保証する分子シャペロンでもある．最終的に，別の輸送経路で運ばれたサブユニットIIと複合体を形成する．

3) グルコン酸脱水素酵素（5-KGA 生成型）

5-KGA を生じる GADH は，後述するグリセロール脱水素酵素（GLDH）と同一分子である．この酵素が，グルコン酸の 5 位の水酸基を特異的に酸化し 5KGA を生じる反応を比較的弱く触媒する．前述したフラボプロテイン GADH と区別するため，グルコン酸-5-脱水素酵素とも呼ばれる．特徴については後述する．

4) 2-ケトグルコン酸脱水素酵素

2-ケトグルコン酸脱水素酵素（2KGDH）は，2-KGA の 5 位の水酸基を特異的に酸化し 2,5-DKGA を生じる．分子としては GADH に似たフラボプロテイン・チトクロム複合体である．

c. ジヒドロキシアセトン発酵，ソルボース発酵

Gluconobacter 属酢酸菌によりグリセロールから DHA，ソルビトールからソルボース発酵が行われる．

1) グリセロール脱水素酵素

グリセロール：Q 酸化還元酵素であるグリセロール脱水素酵素（GLDH）は，グリセロールの 2 位の水酸基を酸化し，DHA を生じる．GLDH は基質特異性が広く，ソルビトールやグルコン酸をも酸化し，それぞれソルボースと 5-KGA を生じる（4.4.1 項参照）．ソルビトール脱水素酵素の研究から遺伝子がクローニングされたため，遺伝子名は *sldAB*（sorbitol dehydrogenase）となっているが，その後，この遺伝子産物が GLDH と同一であることが明らかとなったため，酵素としては GLDH と呼ばれる．

GLDH は補欠分子族として PQQ を持つキノプロテインである．2 つのサブユニット，膜結合サブユニットと PQQ を結合している親水性の触媒サブユニットからなり，これらをコードする遺伝子はこの順で配置されたオペロンを形成している．GLDH は，GDH に類似しているが，その一部が切断し，2 つのサブユニットに別れたような構成になっている．触媒サブユニットは「Sec システム」で輸送される．グリセロール，ソルビトール，グルコン酸に加えて多くのポリオールを酸化する．基質特異性は広いものの，一級アルコールに隣り合う 2 つの水酸基がエリスロ配置である糖アルコールの第 2 位の水酸基を酸化するという，ベルトラン・ハドソン則に従う（Matsushita *et al.*, 2003）．

d. その他の脱水素酵素
1) キナ酸脱水素酵素
キナ酸脱水素酵素（QDH）は，キナ酸の3位の水酸基を酸化し3-デヒドロキナ酸を生じる（4.4.4項参照）．QDHは補欠分子族としてPQQを持つキノプロテインで，膜結合領域とPQQを結合する親水性の触媒領域が1つのタンパク質内にあるGDHに似た分子である．シキミ酸も基質となる．

2) ソルビトール脱水素酵素，フルクトース脱水素酵素
ソルビトール脱水素酵素（SLDH）は，ソルビトールの2位の水酸基を特異的に酸化しソルボースを生じる．前述したGLDHが触媒するソルビトールの酸化反応と同一である．分子としては，グルコン酸から2-KGAを生じるGADHとよく似たフラボプロテイン・チトクロム複合体である．基質特異性は高く，マンニトールを弱く酸化するが炭素数5以下のポリオールは酸化しない．フラボプロテイン・チトクロム複合体であるフルクトース脱水素酵素（FDH：4.4.5項参照）は，フルクトースの5位の水酸基を特異的に酸化し5-ケトフルクトースを生じる．フルクトースに対する特異性が高いので，定量用酵素として用いられる．

3) ソルボース脱水素酵素
ソルボース脱水素酵素（SDH）は，ソルボースの1位の水酸基を特異的に酸化しソルボソンを生じる（4.4.1項参照）．FADをもつフラボプロテインであるが，チトクロムを持たないユニークな分子構造である．基質特異性は高く，ソルボース以外の糖類・アルコール類を酸化しない．

4) ソルボソン脱水素酵素
ソルボソン脱水素酵素（SNDH）は，ソルボソンの1位のアルデヒド基を特異的に酸化し2-ケトグロン酸を生じる（4.4.1項参照）．

SDHとSNDHは，*Ketogulonicigenium*属に分類されるDSM4025株由来の酵素が解析されてきたが，これらの酵素は酢酸菌酵素とは異なる．

5) イノシトール脱水素酵素
イノシトール脱水素酵素（IDH）は，イノシトールの2位の水酸基を酸化し2-ケト-イノシトールを生じる．IDHは補欠分子族としてPQQを持つキノプロテインで，唯一，逆遺伝学的解析により発見された．イノシトールの異性体やソルビトールも酸化する．

4.2.3 酢酸菌の生理学的特性

酢酸菌は，酸化発酵に関係して，「酢酸耐性」「菌膜生成」「易変異性」などの様々な生理学的特徴を有している．これらの酸化発酵によって引き起こされる生理学的特徴が最も顕著に現れるのは酢酸発酵である．

a. 酢酸発酵に特徴的な酢酸耐性と酢酸過酸化

酢酸発酵は，エタノール酸化系呼吸鎖による酸化反応（酸化発酵）を行う初期の「エタノール酸化（酢酸生成）期」に加えて，それに続く2つの生育過程を含む．エタノール酸化期にエタノールが完全に酢酸に転換された後，その高濃度酢酸下で生育を停止する時期があり，「酢酸耐性期」と呼ぶ．菌株によって様々に長さの異なる酢酸耐性期の後に，蓄積した酢酸を酸化分解して再び生育する「酢酸過酸化期」が続く．そのため，酢酸発酵では，エタノール酸化期での増殖と一定時間後の酢酸過酸化期による増殖の二段階の生育がみられる．酢酸発酵ほど明確でないにしても，すべての酸化発酵は，基本的にこのような二段階生育を伴い，前述した「つくり，蓄積し，消費する」の概念に対応している（Piskur et al., 2006）．

エタノールの酸化反応は，細胞膜の表層に存在する2つの脱水素酵素，ADHとALDH，によって行なわれる（図4.4）．これらの基質酸化は，上述したように，膜内に存在するQと細胞膜に内在するチトクロム ba_3 によって行われる酸化反応であり，エネルギー生成にも関与している（Matsushita et al., 1992a）．このように，エタノールからの酢酸への生成反応は完全に酸素依存的であり，酸素供給が不十分であると反応が十分に進行せず，同時に酢酸に耐えるためのエネルギー供給も不足する．そのため，深部震盪培養では高速度の通気撹拌が必要であり，また，静置発酵では菌膜を張って培地表面に浮遊し酸素を受け取りやすくしている．

酢酸菌は，酢酸発酵において生産される酢酸に対する防御・排出・分解の特有な耐性機構を有している．「エタノール酸化期」には，エタノール酸化によって生じるエネルギーの多くが菌の生存に，つまり流入する酢酸（CH_3COOH）の排出に使われていると考えられる．しかし，「酢酸耐性期」には，エタノールが枯渇してエネルギー供給が途絶えるため，菌の増殖が止まる．この時期の菌体は非常に固く，特殊な「耐性型」細胞になっているように思われる．この酢酸耐性期では，菌の濁度はみかけ上，変化しないようにみえるが，生菌数は徐々に低下し

てゆく．この生菌数の減少がある閾値に達すると，再び菌の増殖が始まる．これが「酢酸過酸化期」であり，蓄積していた酢酸を資化もしくは除去する．この時，酢酸塩（CH_3COO^-）は細胞内に取り込まれてアセチル CoA に変換され，クエン酸回路を介して CO_2 にまで分解される．

このように，酢酸菌の「酢酸耐性」機構はまだ充分に解明されていないが，① 流入する酢酸に対する膜輸送排出系の存在，② 酢酸耐性型細胞の生成と関連した酢酸の拡散浸透を防御する細胞表層成分（脂質や多糖成分）の生成，③ 酢酸の分解・除去，などが知られている．酢酸菌は，これらいくつかのメカニズムを統合的に機能させて，細胞内 pH の低下をもたらす「酢酸」という非常に強力な抗菌物質に対する耐性を保持していると考えられる．

b. 酸化発酵・呼吸鎖におけるキノプロテインとフラボプロテインの役割

酢酸菌の酸化発酵には，酢酸発酵とは別に，*Gluconobacter* 属酢酸菌を用いたケトグルコン酸発酵，ソルボース発酵，DHA 発酵などの酸化発酵が，微生物酸化変換系として産業的に利用されている．この多様な酸化反応の多くを *Gluconobacter* 属酢酸菌に普遍的に存在している GLDH が担っている（図 4.2）．しかし，ソルボース発酵およびケトグルコン酸発酵を行う場合，GLDH と同時に，それぞれ固有に働くフラボプロテインの SLDH と GADH が存在している．GADH は 5-KGA を作る GLDH と違って，グルコン酸から 2-KGA を生成するが，SLDH は GLDH と同じく，ソルビトールからソルボースを生成する．

GLDH が培養の初期から構成的に発現して酢酸菌細胞膜に高い含量で存在して強い活性を示すのに対し，ソルボース発酵において，SLDH は培養の比較的後期になって，生産物であるソルボースによって誘導される．加えて，GLDH がチトクロム bo_3 に，SLDH や GADH が CIO に，より強くリンクして機能することも示唆されている．事実，酢酸菌の二段階生育の後期には，酸化生成物の蓄積に伴う培地 pH の低下によって呼吸鎖のシアン耐性が増加し，CIO 遺伝子の発現が増加することも示されている．このように，キノプロテイン（GLDH）は酢酸菌の酸化発酵と初期の生育エネルギー生成に関与しているのに対し，フラボプロテイン（SLDH, GADH）はこれら酢酸菌の二段階目の生育に関係して機能しているように思われる．

c. 酸化発酵と菌膜形成能

酢酸菌は，静置培養を行う場合，酸化発酵に必要な高い好気性を保持するため，培地表面に「菌膜」を形成して生育する能力を持っている．酢酸発酵においても，バットや樽を用いた米酢やワインビネガーなどで，薄い菌膜が培地表面に形成され，エタノールの酢酸への酸化を行っている．酢酸菌の菌膜は，ナタ・デ・ココやバイオセルロースなどのセルロース菌膜が有名であるが，グルコース単独から構成されるセルロースと違って，*Acetobacter* 属などのその他多くの酢酸菌は，複数の糖（グルコース，ラムノース，ガラクトースおよびキシロースなど）によって構成されるヘテロ多糖からなる菌膜を生成する（松下，2008）．これらは，4.4.3 項で後述するセルロース菌膜と異なり，より薄く，柔らかい．ヘテロ多糖菌膜を走査電子顕微鏡で観察すると，繊維状の形状を持つセルロース（図 4.12 参照）と異なって，菌体表面が何らかの不定形物質で覆われたような形状をしている（口絵 8 参照）．これらのヘテロ多糖からなる菌膜は，好気性の維持だけでなく，上述したように酢酸耐性能にも関与していると考えられる．

d. 酢酸菌の易変異性と適応進化

酢酸菌は遺伝学的に不安定で，菌膜生成能などの機能を速やかに失い，また回復することが古くから知られている．上述した菌膜形成能は振盪培養を繰り返すと比較的速やかに失われる（Matsushita *et al.*, 1992b）．類似の現象は，セルロース生産菌においても見出されていて，セルロース生成能も容易に消失し，セルロース生産株と非生産株に分離される．この形質の不安定性は，菌膜生成能に限定されるものではなく，酢酸発酵に必須の酢酸生成能，酢酸耐性能，さらに酢酸過酸化能など多くの重要な形質が消失する．このことは後述されるゲノム解析（4.3.1 項）からも示唆されていて，挿入配列（トランスポゾン）などがかかわっている．酢酸菌のこの異変異性は，競合的な微生物フローラでの生き残りに有利に働くと考えられる．私達は熱帯環境のタイからその環境（温度）に自然適応した多くの「耐熱性」酢酸菌を分離することができていて，さらにこの易変異性を利用して，実験室での適応進化した高温発酵株の育種も行っている（松下ら，2010）．

酢酸菌が生息する環境には，栄養豊富な高濃度の糖や糖アルコールが存在し，カビ・酵母・乳酸菌・シュードモナードなど多くの微生物が生息している．そのため，花・果実などから派生する多くの自然発酵系（食品）においても，酢酸菌

は特に酵母や乳酸菌と共存してみつかる．このような競合的環境で，酢酸菌の行う酸化発酵は，その環境に豊富に存在する利用しやすい糖やアルコールを，いったん利用しにくい糖酸へ変換する反応であり，競合する微生物種による糖やアルコールの利用を妨げると同時に，それらの生存に不向きな（有害な）有機酸の蓄積と低pH環境の形成をもたらしていると考えることができる（Matsushita *et al.*, 2005）．酢酸は典型的な生産物であり，他の微生物にとって特に有害である．それ故，酢酸菌は高濃度（4％以上）の酢酸に耐えるための特異的なシステムを有しているが，そのために多大なエネルギーを必要とする．また，不思議なことに，酢酸発酵ができないADH欠損株は野生株に比べてエタノールでの生育ははるかに高い．つまり，酢酸菌は自身の生育を抑えても，あえて酢酸発酵をしていることがわかる．

このように，酸化発酵を行う酢酸菌の生育は自身の生育環境を形成・維持するために，その生育を犠牲にしている．高濃度の糖質やアルコールの存在する「栄養豊富な」競合的環境の中で，種を保存するために酢酸菌が選択した「質素」でかつ「利己的」な生存戦略であろうか．　　　　　　　　〔松下一信・藥師寿治〕

文　献

Matsushita, K. *et al* (1992a). *Biosci. Biotechnol. Biochem.*, **56**, 304-310.
Matsushita, K. *et al.* (1992b). *J. Bacteriol.*, **174**, 122-129.
Matsushita, K. *et al.* (2003). *Appl. Environ. Microbiol.*, **69**, 1959-1966.
Matsushita, K. *et al.* (2005). *Survival and Death in Bacteria*, pp.169-181, Research Signpost.
松下一信（2008）．バイオフィルムの基礎と制御，pp.54-64，エヌ・ティー・エス．
松下一信（2010）．日本醸造協会誌，**105**, 730-737.
Piskur, J. *et al.* (2006). *Trends Genet.*, **22**, 183-186.
Yakushi, T. & Matsushita, K. (2010). *Appl. Microbiol. Biotechnol.*, **86**, 1257-1265.

◀ 4.3　分子生物学 ▶

4.3.1　遺伝子・ゲノムの構造

　酢酸菌のゲノムDNA配列解析の発表は病原性細菌や他の有用微生物の解析から数年遅れで始まったが，近年では次世代シークエンサーの発展に伴い，複数の研究グループで酢酸菌のゲノム解析が発展的に進められている．本項では，筆

者らが実施した酢酸菌のゲノム解析の方法と酢酸菌ゲノムの特徴について概説する.

a. 酢酸菌ゲノムの解析

1) ゲノム DNA 配列解析の現状

DNA 配列の決定の歴史は，1977 年のサンガー（F. Sanger）らによる ϕX174 ファージの全 DNA 配列の決定に始まる．1990 年代の分子生物学技術とコンピュータ技術の急速な進歩を基盤として，1995 年のベンター（C. Venter）らによるインフルエンザ菌の全ゲノム DNA 配列の解読，そして 2001 年のヒト全ゲノム DNA 配列の発表へとつながる．その 2001 年には，多くの病原性微生物と極環境微生物のゲノム DNA 配列の発表とともに，*Lactococcus* など有用発酵細菌のゲノム解析も発表され始める．酢酸菌のゲノム解析は，2005 年の *Gluconobacter oxydans* についての解析が第一報となった（Prust *et al.*, 2005）.

米国 NCBI の Taxonomy で，Acetobacteraceae 科に分類される菌種では，以下の 7 菌種 14 株の完全長ゲノム DNA 配列が登録されている（平成 24 年 7 月 20 日現在）．*G. oxydans* 621H（Prust *et al.*, 2005），*Acetobacter pasteurianus* IFO3283 7 株（Azuma *et al.*, 2009），*Gluconacetobacter xylinus* NBRC 3288（Ogino *et al.*, 2011），*Gluconacetobacter diazotrophicus* PAl 5（Bertalan *et al.*, 2009），*Granulibacter bethesdensis* CGDNIH1（Greenberg *et al.*, 2007），*Acidiphilium cryptum* JF-5（unpublished），*Acidiphilium multivorum* AIU301（unpublished）．

また，次世代シークェンサーを用いたドラフトレベルのゲノム DNA 配列も，以下の 10 菌種 11 株で報告されている．*A. pasteurianus* IFO3283-01/42C（Azuma *et al.*, 2009），*Roseomonas cervicalis* ATCC 49957（unpublished），*Acetobacter pomorum* DM001（Ryu *et al.*, 2008），*Acetobacter aceti* NBRC 14818（Sakurai *et al.*, 2011），*Acetobacter tropicalis* NBRC 101654（Matsutani *et al.*, 2011），*Commensalibacter intestini* A911（Kim *et al.*, 2012），*Gluconacetobacter europaeus* LMG 18494 と LMG 18890T（Andres-Barrao *et al.*, 2011），*Gluconacetobacter oboediens* 174Bp2（Andres-Barrao *et al.*, 2011），*Gluconacetobacter hansenii* ATCC 23769（Iyer *et al.*, 2010），*Gluconacetobacter* sp. SXCC-1（Du *et al.*, 2011）．

2) ゲノム DNA 配列の精密配列決定方法

酢酸菌の研究者や保存センター（JCM や NBRC など）から酢酸菌を譲渡されプレート培養すると，複数種のコロニーが混在する場合がある．コンタミネーションとは限らず，保存管理中の変異による場合もあり，形質を精査して株を分離する必要がある（Azuma et al., 2009）．通常，細菌のゲノム DNA 配列の決定には継代培養による変異の蓄積は見過ごせず，均一ロットの DNA を調整する必要がある．

著者らは A. pasteurianus と Ga. xylinus のゲノム DNA 解析には，1.5 kb と 5.0 kb, 35 kb DNA フラグメントを挿入した 3 種類のライブラリーを構築した．ABI 社のキャピラリーシークエンサーを用いて 42,048 配列（配列毎約 800 塩基）読み，PHRED/PHRAP/CONSED（Ewing et al., 1998；Gordon et al., 1998）を用いてアセンブルした．数十ヶ所のギャップと低信頼度を個別に配列解析したのち，Pulse field ゲル電気泳動および複数の制限酵素によるライブラリークローン消化，Optical Mapping システムにより，ゲノムのマクロ構造の正確性を確認した．

3) 次世代シークエンサーの利用

次世代シークエンサーは複数の企業から発売されており，それぞれ長所短所を持つ．概して，ABI 社のキャピラリーシークエンサーと比較して短い配列を極めて大量に低コストで得られる．Illumina 社の HiSeq2000 では 2 週間で 50 億配列（配列毎 100 塩基）を得ることができる．この塩基配列量は，ゲノムサイズ 3 Mbp の細菌約 200 種のドラフト・ゲノム配列決定に必要な配列量に相当する．

この次世代のシークエンサーは少なくとも以下の 3 通りの方法で利用できる．① 近縁種間に生じた変異部位の同定（Azuma et al., 2009），② 新規の微生物のドラフト・ゲノム DNA 配列の決定，③ 転写産物の網羅的解析である．特にドラフト・ゲノム DNA 情報でも，タンパク質をコードする遺伝子の大部分が含まれ，多くの研究者に十分な情報となる．

4) ゲノム情報解析

ゲノム DNA の詳細配列を決定すると，遺伝子の抽出と各遺伝子のアノテーションを行う．一般的に，複数のアルゴリズムを用いて遺伝子候補を決定し，その遺伝子候補に対しての機械的なアノテーションを実行する．その後，遺伝子

の決定とそのN末端位置の決定,アノテーションなどを手動で行う(Azuma *et al.*, 2009).

最近の次世代シークエンサーを用いたドラフト・ゲノム DNA 配列解析では,配列データのアセンブリには Velvet を,遺伝子抽出は MetaGeneAnnotator,遺伝子のアノテーションには BLAST を自動化し,手動の解析は極力排除される.その後の DNA 配列やタンパク質の一般的な解析には,例えば代謝経路解析 KEGG (http://www.kegg.jp/) や膜貫通タンパクの予測 SOSUI (Hirokawa *et al.*, 1998) など,非常に多くの有用なソフトウエアが公開されており利用可能である.

b. 酢酸菌の遺伝子

1) ゲノムの一般的特徴

筆者らがゲノム解析した *A. pasteurianus* と *Ga. xylinus* のゲノム DNA はそれぞれ 2,908,750 塩基と 3,117,883 塩基からなる G+C コンテント約 50% の環状染色体と 6 種と 7 種のプラスミドから構成される.それぞれ 3048 種と 3351 種の遺伝子を保有する.他の酢酸菌のゲノム構造もおよそそれに準じ,約 300 万塩基対からなる染色体と複数のプラスミドから構成され,約 3,000 の遺伝子を有する.ヒトの肉芽腫の原因となる *G. bethesdensis* にはプラスミドが確認されていない.概して,全遺伝子の約 70% に機能に関する注釈がつき,全遺伝子の数% がトランスポゾン関連遺伝子であることを特徴とする.

2) ゲノム解析に基づく酢酸菌の分類

多くの酢酸菌でゲノム DNA 配列情報が獲得できると,これまで行われていた 16S リボソーム RNA 遺伝子の配列だけではなく,例えば,リボソーム RNA オペロンを用いたより高解像な系統分類が可能となる.また,その高解像度の系統分類に基づく場合,遺伝子レパートリーのクラスター解析により水平伝播した遺伝子の抽出も可能となる.遺伝子のレパートリーや代謝ネットワークを基板とする分類も可能となり,目的に応じた種分類の提案ができる.

3) 遺伝子レパートリーの比較解析

A. pasteurianus と *Ga. xylinus*, *G. oxydans*, *Ga. diazotrophicus*, *G. bethesdensis* の全遺伝子について相互に類似遺伝子を抽出したところ,949 遺伝子が 5 菌種に共通していた.逆に,*A. pasteurianus* に種特異的な遺伝子は 658,

Ga. xylinus には 844 存在した．*A. pasteurianus* の種特異的遺伝子には，アルコール脱水素酵素やアルデヒド脱水素酵素，チトクロム *c* や *bd* などが含まれている．チトクロムは他の酢酸菌とは異なる遺伝子を有しており，酢酸菌群以外の菌から水平伝播により遺伝子を獲得したと考えられる．*Ga. xylinus* の種特異的遺伝子には予想通りセルロース合成遺伝子群が含まれていた．

生化学的な考察から *A. pasteurianus* と *Ga. xylinus* ではクレブス回路は完結し，*G. oxydans* では分断されていると考えられる．ゲノム情報からも *Ga. xylinus* ではクレブス回路は完結し，*G. oxydans* では分断されていた．*A. pasteurianus* ではサクシニル CoA 合成酵素遺伝子が同定されず，生化学的知見と食い違っている．その食い違いは AarC 遺伝子産物によって補完されるとする報告がある (Mullins *et al.*, 2008)．

代謝経路の全体像の直感的な理解のため，KEGG を基盤とした代謝経路図に複数種の細菌の代謝関連因子の存在を記載するシステムを構築し，酢酸菌 5 菌種の代謝経路を比較し公開している (http://web.me.com/yoshinaoazuma)．

4) ゲノム易変異性

i) **自然変異の蓄積と変異率**： *A. pasteurianus* NBRC 3283 は食酢発酵時の生物膜から分離され，1954 年に大阪発酵研究所に寄託された．1974 年に近代的な凍結乾燥保存方法が確立されるまでの 21 年間は，当時の一般的な管理方法として 3 ヶ月ごとに継代培養され維持されていた．自然変異蓄積の結果と考えられるが，1974 年に凍結乾燥された保存試料にはコロニー形態の異なる複数の亜種が観察された．*A. pasteurianus* のゲノム解析にはこの複合菌群を使用し，集団の 5％以上が保有する変異部位として塩基置換 3 ヶ所，トランスポゾン挿入 5 ヶ所，高変異性反復配列 3 ヶ所を同定した．発生系統解析により 7 亜種の存在を明らかにした (Azuma *et al.*, 2009)．

大阪発酵研究所におけるその 21 年間の継代培養を再現したところ，1 回のスラント培養で *A. pasteurianus* の細胞数は 27 世代 (2^{27} 倍) 増殖していた．つまり，21 年間の継代管理では総計 2,200 世代増殖し，結果，塩基置換 3 ヶ所とトランスポゾン挿入 5 ヶ所の合計 8 変異が発生し蓄積したことになる．大腸菌の突然変異 (Drake, 1991) から計算すると，*A. pasteurianus* では 2,200 世代で 0.3〜1.1 回の突然変異発生が期待される．*A. pasteurianus* は大腸菌よりも高い変異率を

持つことが示唆された（Azuma *et al.*, 2009）．これが研究室や発酵産業において「酢酸菌の形質が変化しやすい」という経験となっていた可能性がある（Beppu, 1993）．

ⅱ） **トランスポゾンとプラスミド**： *A. pasteurianus* と *Ga. xylinus* が有するトランスポゾン関連遺伝子は 285 と 175 で，総遺伝子数の 9 % と 5 % に相当する．トランスポゼースには，複数種の酢酸菌に共通なものもあるが，種特異的なものも存在する．*A. pasteurianus* で形質変異の原因として報告されているトランスポゾン IS1380（Takemura *et al.*, 1991）は，*A. pasteurianus* では 74 コピーあり最多であるが，*Ga. xylinus* など他の酢酸菌にはまったく存在しない．このトランスポゼース IS1380 を含む他の菌は酢酸菌からかなり系統的に離れており，種を超えて水平伝播されたと考えられる．また，*A. pasteurianus* ではトランスポゾンによって分断された 32 の遺伝子が観察できる．窒素固定を行う *Ga. diazotrophicus* にみられる硝酸同化遺伝子クラスターは，*A. pasteurianus* においても同定されるが，硝酸還元酵素遺伝子がトランスポゾンで分断され，硝酸還元はもはやできない．トランスポゾンは遺伝子の水平伝播と遺伝子破壊の両方でゲノム進化の原動力となっている．

酢酸菌は総遺伝子数の数 % に相当するトランスポゾンを保持すると同時に，複数のプラスミドを持つ．ボレリア属菌では 20 を超えるプラスミドが存在するが，トランスポゾンは少ない（Fraser *et al.*, 1997）．逆に，シゲラ属菌（Jin *et al.*, 2002）などではトランスポゾンの総遺伝子に対する割合が 10 % を超えるが，プラスミドはほとんど存在しない．つまり，トランスポゾン遺伝子の割合が高く，DNA フラグメント数も多いことが酢酸菌ゲノムの特徴といえる（Azuma *et al.*, 2009）．進化系統は異なるが酸性環境下で生育可能な乳酸菌やアシネトバクター菌が酢酸菌と同じ傾向を有し，一種のゲノム構造的収斂進化の結果だと考えられる．次に紹介する短塩基高変異反復配列とともに，酢酸菌のゲノム易変異性の基本機構となっていると考えられる．

ⅲ） **マイクロサテライト（HTR）**： 真核生物のゲノム中に広く散在する数塩基配列の繰り返しであるマイクロサテライト（Hyper-mutable tandem repeat, HTR）は，ゲノム中の他の中立的な領域と比べて変異速度が増大しており，遺伝子中に存在する場合にはその産物が不安定になり，遺伝性疾患の原因となるこ

ともある．

　*A. pasteurianus*では5つのHTRが存在し，いずれもタンパク質コーディング領域に位置する．例えば，HTRの1つAP-TR04はDNAヘリカーゼ遺伝子中に存在し，反復配列は5塩基（aggac）で反復回数は主に30から41である．これらHTRの反復伸縮の速度は高く，コロニー形成過程でさえも主要反復回数よりも1反復長いものと短いものがそれぞれ5％程度発生する．他の酢酸菌も複数のHTRを含み，多くが遺伝子中に存在した．酢酸菌はマクロサテライトの伸縮機構を解析するための良好なモデル生物かもしれない．

　*Ga. xylinus*のDNAヘリカーゼ遺伝子にも同じ反復単位を持つHTRが存在する．*A. pasteurianus*のDNAヘリカーゼが染色体上に位置する一方で，*Ga. xylinus*ではプラスミドに存在する．系統的にかなり遠いγプロテオバクテリアに属する*Azotobacter vinelandii* DJ（Setubal *et al.*, 2009）にも，HTRを含むDNAヘリカーゼ遺伝子が存在する．奇妙なことに，*A. vinelandii*の反復配列単位は4塩基(agcc)である．いずれも反復配列が3の倍数ではなく反復回数に従ってDNAヘリカーゼのアミノ酸配列が変化する．結果的に複製の効率もしくは正確性に影響を与える可能性がある．遺伝子の水平伝播はもとより，種を越えてのDNAヘリカーゼ遺伝子による巧妙な変異導入のメカニズムの存在を示唆するのかもしれない．

　5）病原性遺伝子群

　Acetobacteraceae科細菌には世界中で果物や花から分離される菌もしくは酢酸醸造や発酵産業で利用されている菌が含まれるが，ヒトや動植物に病原性を示す菌は稀である．現在のところ*G. bethesdensis*がヒトに対する病原性を確認されている唯一の酢酸菌である．この菌の病原性遺伝子群としては，宿主接着因子，溶血因子，抗生物質排出因子などの抗生物質耐性因子，ヘマグルチニン関連因子などがある．筆者らがゲノム解析した*Asaia bogorensis*は日和見感染が報告されている酢酸菌であり，そのゲノムには*G. bethesdensis*と類似する病原性因子が存在した．それら病原性因子の理解や伝搬経路の解析も重要であるが，少なくとも食品加工に供される酢酸菌には病原性因子が存在しないことが示され，食品安全性がゲノム情報から確認された．

c. ポスト・ゲノム DNA シークエンス解析

ゲノム DNA 配列の解読とその生物の生き様の全容解明の間には，まだまだ大きなギャップが存在する．そのギャップを埋める研究対象として，「ゲノム」をもじった全転写産物（トランスクリプトーム），全タンパク質（プロテオーム），全タンパク質相互作用（インターラクトーム），全代謝産物（メタボローム）などがあり，世界中で解析が進められている．いずれの解析対象についても今のところ全体を完全に網羅することはできないが，トランスクリプトーム解析は次世代のシークエンサーの登場により網羅的解析に到達しつつある．酢酸菌でも様々な増殖条件下におけるトランスクリプトーム解析やペリプラズミック酸化還元酵素群の網羅的解析の発展が期待される． 〔束　慶直〕

文　献

Andres-Barrao, C. *et al.* (2011). *J. Bacteriol.*, **193**, 2670-2671.
Azuma, Y. *et al.* (2009). *Nucleic Acids Res.*, **37**, 5768-5783.
Beppu, T. (1993). *Antonie Van Leeuwenhoek*, **64**, 121-135.
Bertalan, M. *et al.* (2009). *BMC Genomics*, **10**, 450.
BLAST + executables & Databases：http://www.ncbi.nlm.nih.gov/
Du, X.-j. *et al.* (2011). *J. Bacteriol.*, **193**, 3395-3396.
Drake, J. W. (1991). *Proc. Natl. Acad Sci. USA*, **88**, 7160-7164.
Ewing, B. *et al.* (1998). *Genome Research*, **8**, 175-185.
Fraser, C. M. *et al.* (1997). *Nature*, **390**, 580-586.
Gordon, D. *et al.* (1998). *Genome Research*, **8**, 195-202.
Greenberg, D. E. *et al.* (2007). *J. Bacteriol.*, **189**, 8727-8736.
Hirokawa, T. *et al.* (1998) *Bioinformatics*, **14**, 378-379.
Iyer, P. R. *et al.* (2010). *J. Bacteriol.*, **192**, 4256-4257.
Jin, Q. *et al.* (2002). *Nucleic Acids Res.*, **30**, 4432-4441.
Kim, E.-K. *et al.* (2012). *J. Bacteriol.*, **194**, 1246.
Matsutani, M. *et al.* (2011). *Biochem. Biophys Res. Commun.*, **409**, 120-124.
MetaGeneAnnotator：http://metagene.cb.k.u-tokyo.ac.jp/
Mullins, E. A. *et al.* (2008). *J. Bacteriol.*, **190**, 4933-4940.
Ogino, H. *et al.* (2011). *J. Bacteriol.*, **193**(19), 6997-6998.
Prust, C. *et al.* (2005). *Nat Biotechnol.*, **23**, 195-200.
Ryu, J. H. *et al.* (2008). *Science*, **24**；319(5864), 777-782.
Sakurai, K. *et al.* (2011). *Microbiology*, **157**(Pt 3), 899-910.
Setubal, J. C. *et al.* (2009). *J. Bacteriol.*, **191**(9), 4534-4545.
Takemura, H. *et al.* (1991). *J. Bacteriol.*, **173**, 7070-7076.
Velvet：http://www.ebi.ac.uk/~zerbino/velvet/

4.3.2 バイオテクノロジー

酢酸菌においても,他の多くの微生物同様,種々の分子生物学的操作が可能であり,いわゆる組換え菌体の作出をすることができる.現在,組換え酢酸菌が食品製造に使用されている例はないが,組換え体は酢酸菌生理や発酵メカニズムを解明する上で重要な知見を提供し,より優れた発酵生産を目指す上で有用である.前項で紹介したように酢酸菌ゲノムが解明されている今日では,それらのゲノム情報を基にして,より直接的に発酵メカニズムの解明や発酵生産性の向上設計をすることが可能となっており,そのための検証を行う上で,遺伝子組換え技術は欠かせない手法となっている.本項では,産業上主要な酢酸菌三属(*Acetobacter*属,*Gluconobacter*属,*Gluconacetobacter*属)に関し,これらの技術について概説する.酢酸菌の取扱い技術については,国内ではまとまった文献が非常に少ないため,本項では具体的な操作方法を含めて紹介する.

a. 酢酸菌の培養および DNA 抽出

1) 培養

一般に酢酸菌は富栄養的な環境でよく生育する.特に酸化発酵中は,エネルギー代謝と物質代謝の連動が弱まっていると考えられ,アミノ酸などの要求性が高い.液体培養では,静置・振盪のいずれでも培養可能であるが,静置培養の場合は界面に菌膜を形成することが多く,振盪培養の場合は気泡を発生しやすい.いずれの属も Yeast extract (0.2%〜1.0%),polypepton (0.2%〜1.0%),および炭素源として糖または糖アルコールやエタノール (0.5〜5.0%) を加えた培地,あるいはそこに 0.1% 程度の $MgSO_4$ を添加した培地で良好に生育する.炭素源としては,*Acetobacter* や *Gluconacetobacter* の場合はグルコースを,*Gluconobacter* の場合はマンニトールを使用することが多い.また,*Gluconacetobacter* 属の一部にはさらに初発から 1〜3% 程度の酢酸やエタノールを加えておいた方が,生育が良好なものもある.本属に関しては,培養に伴い菌体外にセルロースを生成するものが多く,菌体回収を目的とする場合は,培地中にセルラーゼを加えておくと以後の操作が容易である (Lisdiyanti *et al.*, 2006).培養温度はいずれの属についても 30℃ が一般的である.

2) DNA 抽出

染色体 DNA 抽出: 酢酸菌は大腸菌同様プロテオバクテリア(グラム陰性)

であり，基本的には大腸菌の場合と同様の操作で染色体DNAを調製することが可能である．著者らは，通常CTAB法で菌体より簡便に染色体DNAを抽出している（Okamoto-Kainuma *et al.*, 2002）．また，種々の市販のバクテリア用の染色体DNA抽出キットにより，高品質のDNAを容易に得ることができる．

プラスミドDNA抽出： 酢酸菌よりプラスミドDNAを抽出する場合，大腸菌で通常用いられるアルカリ-SDS法では，良好な回収率が得られない．市販のバクテリア用プラスミド抽出キットを用いれば，高純度の標品を得ることができる．一般に，一菌株当たり複数種のプラスミドを保有していることが多いため，単一種のプラスミドを調製するには，さらに電気泳動などによる分画が必要である．ただし，PCR技術が発達している昨今では，酢酸菌から直接プラスミドを調製する必要性はほとんどなくなっている．

b. クローニングベクター

これまでに，酢酸菌に使用可能なプラスミドベクターがいくつも開発されている．いずれも，大腸菌と酢酸菌の両方で増幅可能なシャトルベクターとして構築されており，大腸菌内で増幅した後に酢酸菌内に導入する．酢酸菌/大腸菌間に特化したものと，グラム陰性菌の多くに適用可能な広宿主域のものとがあり，現在ではいずれを用いても良好な結果が得られている．

大腸菌/酢酸菌間に特化したものは，両菌プラスミド複製起点（*ori*），クローニングサイト，薬剤耐性マーカーを最低装備として備えているもので，用途によりさらに種々の仕掛けがある．ベクターにより，エレクトロポレーションで酢酸菌に良好に導入可能なものと，接合伝達により導入するものがある．接合伝達するものは，上記の装備に加えて，さらにニック酵素遺伝子 *mob*，および *mob* 酵素により認識・切断される伝達開始点 *oriT* を有している．酢酸菌 *ori* の由来により，導入効率は属による違いが生じるが，一般に上記三属間では共通で使用できるものが多いようである．ただし，高い導入効率を目的とした場合は，使用酢酸菌と同じ属由来の *ori* を持つベクターの使用が望ましい．*Acetobacter* 属については，pAG24（エレクトロポレーション，Miroslava *et al.*, 2005）など，*Gluconobacter* 属については，pZL1（エレクトロポレーション，Zhang *et al.*, 2010），pGE1（接合，Shinjoh *et al.*, 1995）など，*Gluconacetobacter* 属については，pJT2, pSA19（エレクトロポレーション，Trček *et al.*, 2000; Tonouchi *et al.*,

1994) などが報告されている．現在，市販のものはないが，市販の大腸菌用プラスミドベクターと酢酸菌由来の小プラスミドを貼り合せることにより自作可能である．

広宿主域のプラスミドベクターとしては，グラム陰性菌に広く利用されているものはおおむね使用可能なようである．これらのベクターは，多くのグラム陰性菌に共通して機能する *ori* を有している．以前は *Pseudomonas aeruginosa* 由来のRP4が比較的多く使用されていたが，1992年に *Bordetella bronchiseptica* より単離されたpBBR1が発表されて以来（Antonie *et al.*, 1992），これを基にした種々のベクターが開発されている．代表的なものでは，国内ではフナコシ（株）より販売されているpBBR122（エレクトロポレーション），pBHR1（接合）がある（Cédric *et al.*, 2001）．また，pBBR1に16の制限酵素サイトを配したマルチクローニングサイト，および各種薬剤耐性マーカーを付与し，より利便性を増したpBBR1MCS～pBBR1MCS-5（接合）のシリーズもCABRI（Common Access to Biological Resources and Information, http://www.cabri.org/）より入手可能である．これらも特に *G. oxydans* において，種々の使用例が報告されている（Kovach *et al.*, 1994, 1995）．

c. 形質転換法

酢酸菌の形質転換には，塩化カルシウム法，エレクトロポレーション法，接合伝達法の三種類がある．このうち，最近では主に後の二者が多く用いられている．本項では紙面の関係もあり，この二者について概説する．

1) エレクトロポレーション法

本法は，酢酸菌の懸濁液に電気パルスをかけることにより瞬間的に生じる細胞膜上の穴を通して，プラスミドを菌体内に導入する方法である．この方法では，プラスミドを一旦大腸菌内で増幅後抽出し，それを酢酸菌に導入する．大腸菌は，K-12株由来の市販のものが利用できる．簡便であるが，電気パルスをかけるための専用の装置を必要とする．

本法のためのコンピテントセルは，*Acetobacter, Gluconacetobacter, Gluconobacter* のいずれも同様の操作で調製できる．対数期中期の菌体培養液を10分間氷中冷却した後，遠心集菌し，元の培養液の1/3量の冷1mM HEPES緩衝液（pH 7.0）に懸濁洗浄する．この操作を再度繰り返した後，遠心集菌し

た菌体を培養液の1/100量の冷15％グリセロール溶液に懸濁すれば使用可能となる．このコンピテントセル200 μl（*Gluconobacter*の場合は50 μl）にDNAを添加し，氷中5分インキュベート後，0.2 cmのエレクトロポレーション用のキュベット（*Gluconobacter*の場合は0.1 cm）中でパルスをかける．パルス条件は，capacitance：25μF, voltage：2.5 kV（*Gluconobacter*の場合は2.0 kV），resistance：400 Ω（*Gluconobacter*の場合は200 Ω），pulse length：6-8 ms, field strength：12.5 kV/cmである．パルス後，直ちに至適培地800〜900 μlを添加し，30℃で2〜8時間振盪培養後，プラスミドに対応する薬剤を含んだ寒天培地に塗沫すれば，30℃・1〜3日で形質転換体が得られる．

プラスミドによる形質転換の有無はコロニーダイレクトPCR法で確認できる．本法により，10^4〜10^7形質転換体/μgDNA程度の効率が得られる．ただし，プラスミドサイズが大きくなると，効率が低下するという難点がある．

2) 接合伝達法

本法は，大腸菌に導入したプラスミドを，大腸菌-酢酸菌間の接合伝達により酢酸菌に導入する方法である．プラスミドは大腸菌から直接酢酸菌に移行するため，上記のように途中大腸菌より抽出する必要はない．ただし，大腸菌側にさらに接合管の形成などに関与する*tra*遺伝子群が必要である．この遺伝子群は，RP4の場合プラスミド上に存在するが，それ以外の場合は，染色体上に*tra*遺伝子群を含む大腸菌株（S17-1）を用いるのが簡便である．また，大腸菌と酢酸菌を混合した状態から酢酸菌の形質転換体を取得するため，プラスミド由来の選択薬剤以外に，大腸菌は生育不可能だが酢酸菌は生育可能な選択的培養条件を設定しておく必要がある．

著者らが行っている方法は，以下のような二親間接合伝達法である．プラスミドを*tra*遺伝子を持つ大腸菌に導入後，得られたプラスミド保有大腸菌（供与菌）および酢酸菌（受容菌）を，それぞれ対数期後期まで培養する．両培養液を1：9の割合で混合し，30℃で2時間インキュベート後，プラスミド保有酢酸菌のみが生育する選択寒天培地上に混合液を塗沫する．これを30℃で2〜3日培養すると，目的の形質転換体が取得できる．

プラスミドの酢酸菌への導入は，1) と同様にコロニーダイレクトPCR法で確認できる．本法による形質転換効率は，混合培養液1 ml中の酢酸菌形質転換体

数を混合前の酢酸菌培養液 1 ml 中の菌体数で割った数値で表し，10^{-3}～10^{-6} 程度である．また，エレクトロポレーションの場合と比べて，サイズの大きなプラスミドも高効率で酢酸菌へ導入可能である．

d．遺伝子破壊・遺伝子過剰発現

以上の事項を組み合わせれば，特定の遺伝子の染色体上での破壊株や菌体内での過剰発現株を作出することができる．また，レポーター遺伝子を用いることで，遺伝子発現量の指標となるプロモーター活性も簡便に測定できる．

1) 遺伝子破壊

酢酸菌においても，バクテリアの遺伝子破壊の定法により染色体上の特定遺伝子を破壊できるため，詳しくは他の実験書を参照されたい．著者らは標的遺伝子中に薬剤耐性遺伝子をマーカーとして挿入した断片を，エレクトロポレーション法により菌体中に導入し，ダブルクロスオーバーの相同組換えによる遺伝子置換で破壊を行っている（Okamoto-Kainuma *et al.*, 2008）．薬剤耐性遺伝子は，大腸菌で発現するものはいずれも酢酸菌内でも発現する．pEX18Ap のような，シングルクロスオーバーによる染色体組込み型の破壊用広宿主域プラスミドベクターは，酢酸菌でも利用可能である．このプラスミドは，致死遺伝子 *sacB* を持っており，シングルクロスオーバーによる組込み後に，ベクター上の致死遺伝子を発現させてスクリーニングを行い，染色体中にマーカー挿入を伴わない遺伝子破壊株を取得する，いわゆる pop-in/pop-out 型の破壊も可能である（Hölscher *et al.*, 2006）．

2) 遺伝子過剰発現など

上記各種クローニングベクターに，標的遺伝子をその上流のプロモーター領域ごと挿入し，酢酸菌内に導入すれば，その遺伝子のプロモーターの性質に応じた過剰発現株を得ることができる．また，*lac* プロモーターや *tac* プロモーターなど，大腸菌内での発現に利用されているプロモーターは酢酸菌でも機能するため，これらのプロモーターの下流に標的遺伝子をつないで菌体に導入すれば，強制過剰発現株を取得することもできる．*Gluconobacter* 属においては，*G. oxydans* リボソームタンパク質遺伝子のプロモーターを利用した，強制過剰発現用プラスミドベクター pBBR1p264 および pBBR1p452 も報告されている（Kallnik *et al.*, 2010）．両者は発現強度が異なっており，用途に応じた使い分けも可能である．

また，大腸菌のβ-ガラクトシダーゼ遺伝子（*lacZ*）やβ-グルクロニダーゼ遺伝子（*gusA*），およびバクテリアで一般に使用されているGFP遺伝子（*gfp*）も酢酸菌内で発現可能であり，これらを用いて酢酸菌遺伝子のプロモーター活性を簡便に測定することも可能である．

酢酸菌内の特定の因子の遺伝子について破壊や過剰発現を行ったり，発現量を測定したりすることは，その因子と菌体生理との相関を直接的に調べることができるため，発酵研究でもよく用いられる方法である．ゲノム情報とこれらの手法の組み合わせにより，酢酸発酵を始め，酢酸菌による物質生産に関する研究の一層の発展が期待される．　　　　　　　　　　　　　　　　　　　　　〔貝沼章子〕

文　献

Antonie, R. *et al.* (1992). *Mol. Microbiol.*, **6**, 1785-1799.
Cédric, Y. *et al.* (2001). *J. Bacteriol.*, **183**, 2101-2110.
Hölscher, T. *et al.* (2006). *J. Bacteriol.*, **188**, 7668-7676.
Kallnik, V. *et al.* (2010). *J. Biotechnol.*, **150**, 460-465.
Kovach, M. E. *et al.* (1994). *BioTechniques*, **16**, 800-802.
Kovach, M. E. *et al.* (1995). *Gene*, **166**, 175-176.
Lisdiyanti, P. *et al.* (2006). *Int. J. Syst. Evol. Microbiol.*, **56**, 2101-2011.
Miroslava, K. *et al.* (2005). *Biochem. Biopys. Res. Commun.*, **328**, 27-31.
Okamoto-Kainuma, A. *et al.* (2002). *J. Biosci. Bioeng.*, **94**, 140-147.
Okamoto-Kainuma, A. *et al.* (2008). *Biosci. Biotech. Biochem.*, **72**, 2526-2534.
Shinjoh, M. *et al.* (1995). *J. Ferment. Bioeng.*, **79**, 95-99.
Tonouchi, N. *et al.* (1994). *Biosci. Biotech. Biochem.*, **58**, 1899-1901.
Trček, J. *et al.* (2000). *Appl. Microbiol. Biotechnol.*, **53**, 289-295.
Zhang, L. *et al.* (2010). *Mol. Biotechnol.*, **46**, 227-233.

◀ 4.4　食酢製造以外への利用例 ▶

4.4.1　アスコルビン酸製造

L-アスコルビン酸は，ビタミンCとして現在世界で年間約8万t生産されている．アスコルビン酸の工業プロセスは，1930年代にライヒシュタイン（T. Reichstein）らによって確立された．最初に開発されたプロセスは完全な化学合成プロセスで，効率性，経済性に課題があった．しかし，その後ソルビトールか

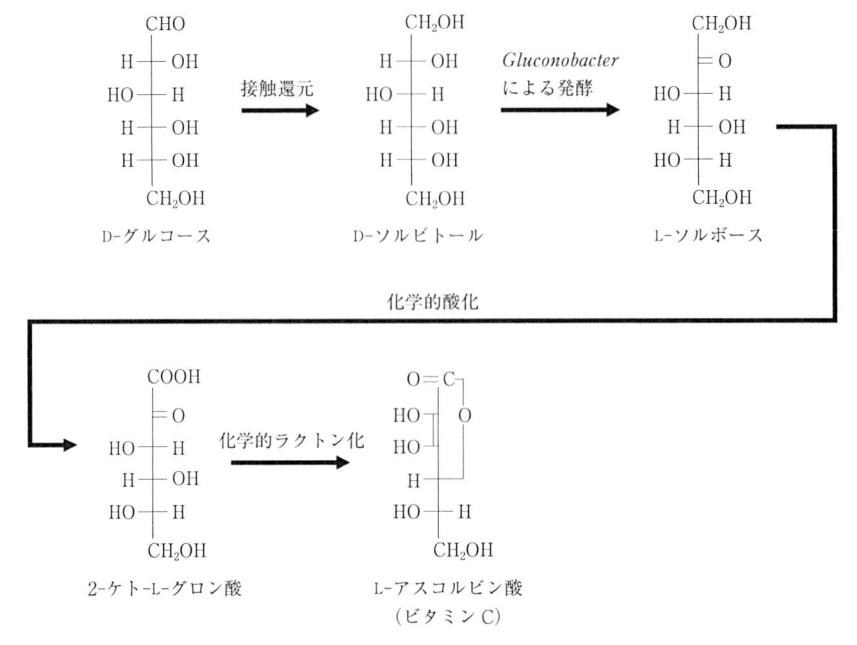

図 4.5 ライヒシュタインプロセスの概要

らソルボースへの変換に微生物プロセスを導入することにより，収率が改善されたこと，またグルコースを出発物質とすることが可能となったことなどにより製造コストを大幅に下げることが可能となった．この改良されたプロセスは，後に「ライヒシュタインプロセス」と称され，1933 年にロシュ（スイス）は本プロセスの特許権を獲得し，その後生産のための検討を経てアスコルビン酸の工業生産を開始した．ライヒシュタインプロセスの概要を図 4.5 に示す．

a. ソルボース発酵

ライヒシュタインプロセスで使われているソルビトールを基質としたソルボース発酵は，19 世紀の終わり頃，フランスの化学者であり生物学者でもあったベルトラン（G. Bertrand）らによってすでに発見されていた．この報告から学んだライヒシュタインは，微生物の寄託機関から"*Acetobacter suboxydans*"を何株か購入して調べたが，満足するソルボース生産性を得ることができず，結局，ベルトランの記載に従って，キイロショウジョウバエの腸に生息する細菌の中から，効率的にソルビトールからソルボースに変換する微生物を分離できたとされている．

ソルボース発酵に用いられる菌は，高濃度の糖を効率よく酸化する *Gluconobacter* 属の菌が知られている．最近は，本プロセスに関する論文は少ないが，酸素富加した空気を使用した流加培養で，ソルボース濃度 50 % を達成したとの報告がある．また，インドのグループが *Gluconobacter oxydans* NRRL B-72 株を用いた流加培養によるプロセスの改良について報告しており，それによれば，初発ソルビトール濃度 20 % を用いて，繰り返し培養を行い，ソルボースの平均生産速度約 20 g/l/h が得られている．変換効率に関する記載はないが，約 20 % 濃度のソルボースが得られており，95 % 以上の変換効率を示していると思われる．

本反応はソルビトール脱水素酵素（SLDH）による一段階の反応であり，対糖収率は 98 % に近い高収率も報告されている．

SLDH は，2 種類報告されている．1 種類は，品川らによって報告されているＦＡＤを補酵素とする膜結合型酵素 SLDH（4.2.2 項参照）であり（品川, 1982），もう 1 種類は杉澤らによって報告されている PQQ を補酵素とする膜結合型酵素 GLDH（4.2.2 項参照）である（杉澤, 2002）．ＰＱＱ酵素の遺伝子破壊株がソルボース生産能力をほぼ完全に失うことから，実際のソルボース発酵においてはＰＱＱ酵素が働いているものと思われる．

b. 2-ケト-L-グロン酸（2-KLG）発酵

ライヒシュタインプロセスにおいては，2-KLG はソルボースを基質として数段階の化学的酸化反応を行って生産される．一方，安価な炭素源から 2-KLG を微生物発酵によって生産する試みが 1970 代以降盛んに行われ，*Gluconobacter* 属菌を用いたソルボースから 2-KLG を生産するプロセスが報告された（杉澤, 1990）．*Gluconobacter melanogenes* IFO3293 株から誘導された変異株 U13 株は，

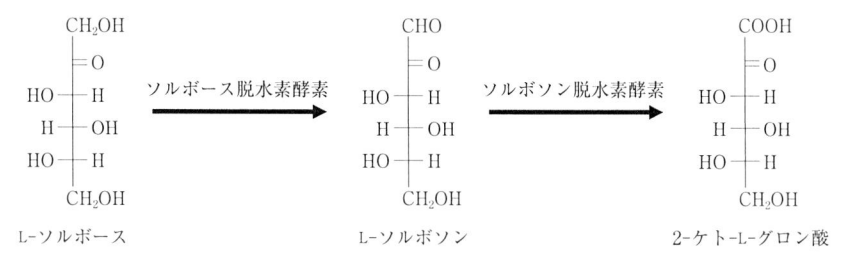

図 4.6　2-ケト-L-グロン酸発酵

100 g/l の L-ソルボースから約 60 g/l の 2-KLG を生産した．本変換反応は，L-ソルボソンを中間体として，2 段階の酵素反応で進行し，第 1 段目が，L-ソルボース脱水素酵素（SDH），第 2 段目が L-ソルボソン脱水素酵素（SNDH）によって触媒される．反応を図 4.6 に示す．

本菌から単離精製された SDH は，フラビンを補酵素とする膜結合型酵素である．また，本菌の細胞質画分から NAD（P）依存性の SNDH が分離された．このことから，中間体として生産されるソルボソンはまずペリプラズム空間で生産され，細胞内に取り込まれた後 SNDH によって 2-KLG に変換されると考えられた．その後，他の酢酸菌から膜結合型の SNDH も単離されクローニングされている．

現在のビタミン C の，世界における生産量は年間約 8 万 t といわれておりほぼ同量の 2-KLG が生産されていると考えられる．そのうちの 90％が微生物発酵によって生産されている．ここで用いられている微生物は，酢酸菌の仲間ではなく Rhodobacter 科に属する *Ketogulonicigenium vulgare* という細菌である．本菌から単離精製されたソルボースを酸化する酵素は，同時にソルボソンから 2-KLG への反応もよく触媒することから，ソルボース/ソルボソン脱水素酵素と呼ばれている（Asakura & Hoshino, 1999）．本酵素の補酵素は PQQ である．

c. アスコルビン酸の直接発酵

酢酸菌は，これまで述べたようにアスコルビン酸の工業生産において重要な役割を果たしており，ソルボース発酵に利用され，また 2-KLG の生産にも優れた性質を示している．ところで，最近，アスコルビン酸を微生物によって直接生産しようという試みが行われている．2006 年，宮崎らは，*K. vulgare* DSM4025 株の生産する SNDH が，ソルボソンから 2-KLG だけではなく同時にアスコルビン

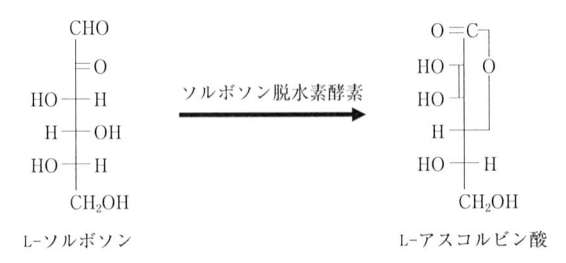

図 4.7　アスコルビン酸の直接発酵

酸を生成することを報告した（宮崎，2006）．本酵素は，2-KLG からはアスコルビン酸を生成できないことから，アスコルビン酸はソルボソンから直接変換されると考えられた．反応式を図 4.7 に示す．

それに続き，2006 年 DSM のグループが，*Gluconobacter* 属および *Acetobacter* 属に属する菌株のいくつかがソルボソンからアスコルビン酸を直接生産することができることを報告した．詳細は省略するが，*G. oxydans* DSM17078 に由来する組換え体が，約 7g/l のアスコルビン酸を生産することを記載している．

現状においては，安価な炭素原から出発してアスコルビン酸を微生物によって直接発酵生産するプロセスは工業化されていないが，近い将来微生物を用いたアスコルビン酸の直接発酵プロセスの工業化が実現することも考えられる．

〔星野達雄〕

文　献

Asakura, A. & Hoshino, T. (1999). *Biosci. Biotechnol. Biochem.*, **63**, 46-53.
Miyazaki, T., *et al.* (2006). *Appl. Environ. Microbiol.*, **72**, 1487-1495.
Shinagawa, E. *et al.* (1982). *Agric. Biol. Chem.*, **46**, 135-141.
Sugisawa, T. & Hoshino, T. (2002). *Biosci. Biotechnol. Biochem.*, **66**, 57-64.
Sugisawa, T. *et al.* (1990). *Agric. Biol. Chem.*, **54**, 1201-1209.

4.4.2　ケトグルコン酸・酒石酸製造

a.　ケトグルコン酸製造

Gluconobacter 属酢酸菌はグルコン酸を酸化して 2-ケト-D-グルコン酸（2-KGA）と 5-ケト-D-グルコン酸（5-KGA）を生産する能力を持っている．前者は FAD とヘム c を補欠分子族として有する細胞膜結合型酵素，グルコン酸脱水素酵素（GADH）により生産される．後者はグリセロールからジヒドロキシアセトン，D-ソルビトールから L-ソルボースを生産する酵素であるグリセロール脱水素酵素（GLDH）が生産する．2-KGA は *Pseudomonas* 属細菌など他の酸化細菌でも発酵生産できるが，5-KGA を培養液中に著量蓄積することができるのは，*Gluconobacter* 属酢酸菌のみである．

2-KGA のカルシウム塩は研磨剤として利用されている．また，*Gluconobacter* 属酢酸菌の中には，2-KGA をさらに酸化して 2,5-ジケトグルコン酸（2,

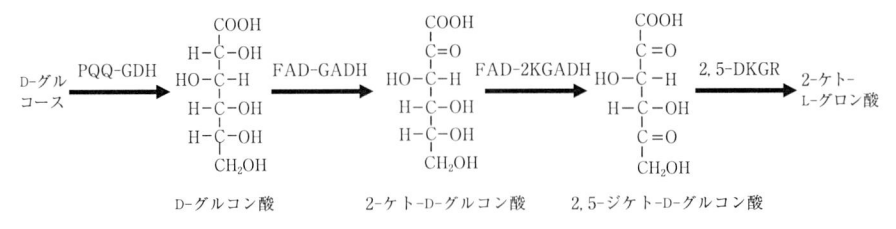

図 4.8 2,5-DKGA による 2-ケト-L-グロン酸生産

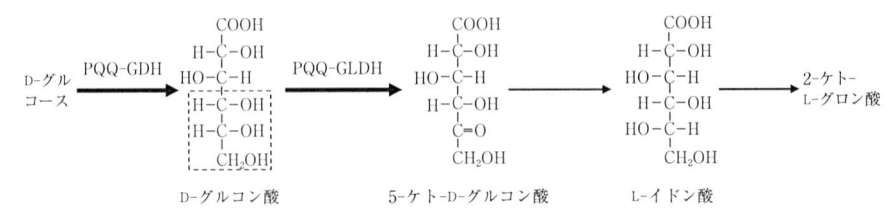

図 4.9 5KGA による 2-ケト-L-グロン酸生産

5-DKGA) を生産するものが存在する．この反応を行う酵素は，上記 GADH と相同性のある，FAD とヘム c を補欠分子族とする細胞質膜結合型 2-ケトグルコン酸脱水素酵素（2KGADH）である．2,5-DKGA は，NADPH 依存性の還元酵素を使って 2-KLG を生産することが可能（Sonoyama, 1982）であり，4.4.1 項のライヒシュタインプロセス以外の経路でのビタミン C 生産の前駆体となり得る物質である（図 4.8）．

一方，5-KGA もまたビタミン C 製造の前駆物質となり得る（図 4.9）．すなわち，5-KGA を還元して L-イドン酸とし，酸化して 2-KLG を生産する方法である（Gray, 1947）．図中の太線は酵素変換，細線は化学変換を示している．また，5-KGA は後述のように L-酒石酸の前駆物質ともなる．

5-KGA の発酵生産は，2-KGA 生産能力の低い *G. suboxydans* IFO12528 を使用して検討されたが，5-KGA 生産の至適温度が 15℃で，温度が高くなると生産量は減少し，副産物の 2-KGA 生産量が多くなった（Shinagawa, 1999）．その後ドイツのグループが，*G. oxydans* 621H の 2-KGA を生産する GADH 構造遺伝子を破壊して，30℃でのグルコースから収率 84％の 5-KGA 生産が可能であることを報告した（Elfari, 2005）．我々は，より高い温度での 5-KGA 発酵生産を目指すため，タイから分離した耐熱性酢酸菌の中から 5-KGA 生産能力の高い菌

株を新たに選抜し，得られた菌株のGADH遺伝子を破壊したところ，グルコースとグルコン酸塩を含む培地から37℃での効率のよい5-KGA発酵生産（収率約92％）が可能となった（Saichana, 2009）．同組換え体を使用しpHを制御することで，グルコースのみを含む培地で5-KGAを高効率で生産する方法も確立されている（未発表）．

また，遺伝子組換え体でない *G. suboxydans* IFO12528でも，pHを厳密にコントロールすることで，グルコースから高効率（87％）で5-KGA生産が可能であることが報告されている（Ano, 2011）．

文　献

Ano, Y. et al. (2011). *Biosci. Biotechnol. Biochem.*, **75**, 586-589.
Elfari, M. et al. (2005). *Appl. Microbiol. Biotechnol.*, **66**, 668-674.
Gray, B. E. (1947). Preparation of 2-ketogulonic acid and its salts. U. S. patent 2,421,611.
Saichana, I. et al. (2009). *Appl. Environ. Microbiol.*, **75**, 4240-4247.
Shinagawa, E. et al. (1999). *J. Mol. Catal. B Enzym.*, **6**, 341-350.
Sonoyama, T. et al. (1982). *Appl. Environ. Microbiol.*, **43**, 1064-1069.

b. 酒石酸製造

酒石酸は，酸味のある果実に多く含まれる有機酸であり，食品産業において清涼飲料水の酸味料やpH調整剤などの食品添加物として，また医薬品・化粧品の原料として利用されている．生理学的作用としては疲労回復や整腸作用があるといわれている．パンや菓子のベーキングパウダーなどとして使用されているのは酒石酸水素カリウムである．2つの不斉炭素を持つため，L-(+)-酒石酸（$2R, 3R$），D-(−)-酒石酸（$2S, 3S$），メソ酒石酸（$2R, 3S$）の3種類の異性体が存在するが，天然に比較的多く存在するのはL-体である．ラセミ体であるDL-酒石酸の工業的な生産は，マレイン酸やフマル酸を酸化合成させる化学合成法で行われている．一方食品添加物として使用されるL-酒石酸の工業的生産は，ワイン製造の副産物である酒石を原料として生産されている．近年世界的にL-酒石酸の需要が高まってきていて，特に2011年はブドウの糖度が高かったため，赤ワインの酸味調整のため酒石の使用量が増加，さらにヨーロッパのワイン製造者に対する補助金廃止の影響で，バルサミコ酢の原料としての酒石使用量が増加した

ため，酒石酸原料としての酒石の調達が困難となり L-酒石酸の価格は上昇した．日本国内での L-酒石酸製造に使用される酒石は，ヨーロッパなどからの輸入に頼っている．

そのため，以前から発酵法で L-酒石酸を製造するための研究が行われてきた．1970 年代前半には東京大学のグループが，*Gluconobacter* 属酢酸菌がグルコースから L-酒石酸を生産する能力があること，生産性がバナジン酸アンモニウムの添加で増加すること，中間物質の 1 つが 5-KGA であることを報告している（山田，1971；Kotera, 1972）．その後ドイツのグループが，5-KGA を出発物質とした場合には *Gluconobacter* 属酢酸菌の菌体がなくても，バナジン酸アンモニウムが存在すれば L-酒石酸が生産されること（Klasen, 1992），さらにアルカリ性でリン酸や炭酸イオン存在下で反応させることで収率よく L-酒石酸への転換が可能であること（Matzerath, 1995）を示している．しかしバナジン酸は有毒であ

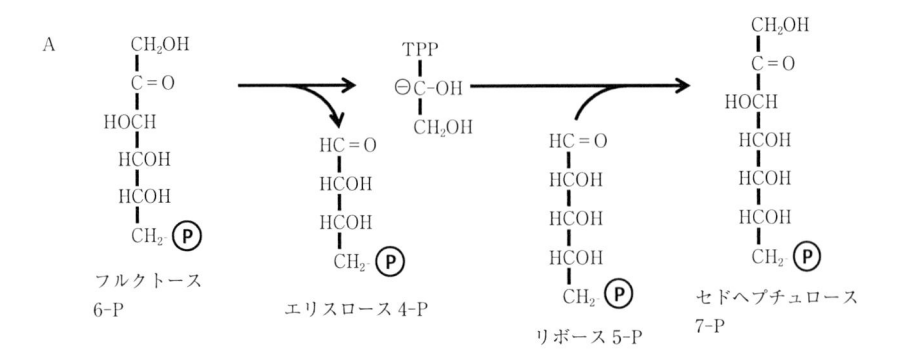

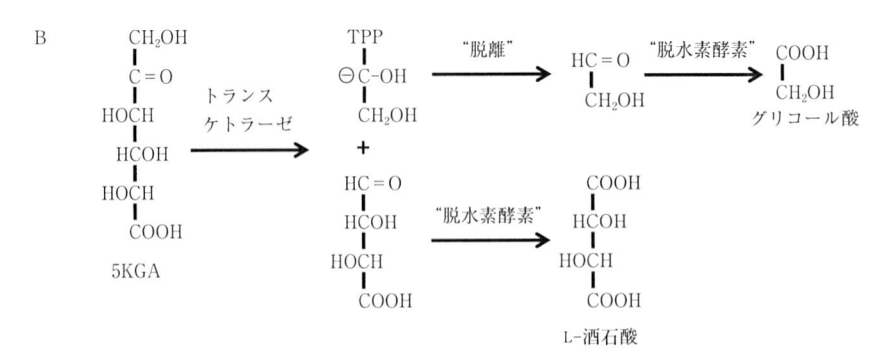

図 4.10 トランスケラーゼ反応

るので，食品添加物として使用するL-酒石酸の製造方法としては好ましくなく，やはり発酵法での生産方法の開発が望まれる．最近フィンランドのグループが5-KGAからL-酒石酸の変換にトランスケトラーゼが関与し得ることを報告している（Salusjärvi, 2004）．トランスケトラーゼ反応は一般に図4.10 Aのような反応である．同様の反応が5-KGAを基質とする場合には，図4.10 BのようにL-酒石酸セミアルデヒドが生じると予測されるので，L-酒石酸を生じるためにはアルデヒドを酸化する酵素が別に必要となる．また本酵素の補欠分子族であるチアミンピロリン酸（TPP）に結合したジヒドロキシエチル基を受け取るアルドースがない場合に，遊離してグリコールアルデヒドが生じ，こちらも酸化されてグリコール酸となると考えられる．これら2つのアルデヒドの酸化にも酢酸菌は有効であると考えられる．

筆者らは最近，スクリーニングにより5-KGAからL-酒石酸を生産する能力のある乳酸菌 *Leuconostoc pseudomesenteroides* を取得した（未発表データ）．今後酒石酸生成に関わる酵素・遺伝子の解析が進めば，*Gluconobacter* 属酢酸菌と組み合わせることで，グルコースからL-酒石酸の発酵生産法の確立が可能になるかもしれない． 〔外山博英〕

文　献

Kotera, U. *et al.* (1972). *Agr. Biol. Chem.* **36**, 1315-1325.
Klasen, R. *et al.* (1992). *Biotechnol. Bioeng.*, **40**, 183-186.
Matzcrath, I. *et al* (1995). *Inorg. Chem. Acta*, **237**, 203-205.
Salusjärvi, T. *et al.* (2004). *Appl. Microbiol. Biotechnol.*, **65**, 306-314.
山田浩一他（1971）．醱酵工学会誌，**49**, 85-92.

4.4.3　セルロース合成
a.　酢酸菌によるセルロース合成

ある種の酢酸菌が，培養表面にゲル状の膜を産生することは古くから知られており，1886年には，このゲルがセルロースでできていることが報告されている．酢酸菌が産生するセルロースは，植物のセルロースと区別して「酢酸菌セルロース」「微生物セルロース」あるいは「バクテリアセルロース」と呼ばれる．

一方，食酢製造中に培養表面にゲル状の塊が観察されることがあるが，これも

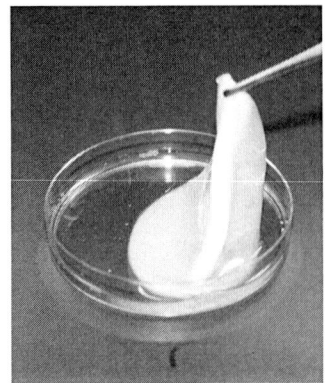

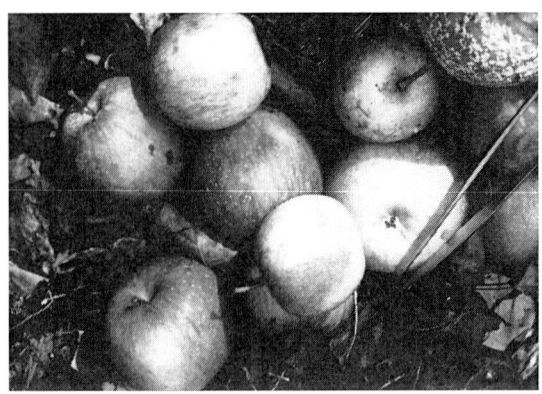

図 4.11 (a) 酢酸菌の産生するセルロースゲル,(b) 腐敗したリンゴで観察されたバイオフィルム

酢酸菌の産生するセルロースの塊である.「酢コンニャク」と呼ばれるが,酢酸の生成収率を低下させるために食酢製造においては汚染菌として扱われる.また,腐敗した果実などでは,複数種の微生物からなるバイオフィルム形成が観察されるが,バイオフィルム形成を担っている菌の1つがセルロース生産性酢酸菌である.

セルロース生産をする酢酸菌は,*Ga. xylinus* が代表的であるが,*Gluconacetobacter nataicola, Gluconacetobacter swingii, Gluconacetobacter intermedius, Gluconacetobacter rhaeticus, Gluconacetobacter oboediens* その他いくつかの種でもセルロース生産が報告されている (Lisdiyanti *et al.*, 2006)(図4.11).

b. 酢酸菌の生産するセルロースの構造

セルロースは,グルコースが $\beta1,4$ 結合で多数連結された $\beta1,4$ グルカンという構造を有している.地球上で最も大量に存在する高分子化合物であり,その存在量は1兆tともいわれている.植物のセルロースも酢酸菌のセルロースも,$\beta1,4$ グルカンという構造は同じである.しかしながら,セルロースの結晶としてみた場合には,この酢酸菌セルロースは,太さが 20~50 nm と植物セルロースの 1/100 以下であり,図4.12 に示すように,この極細の繊維が絡み合って微細な網目構造をとり,その構造に由来した様々なユニークな物性を持つことが知

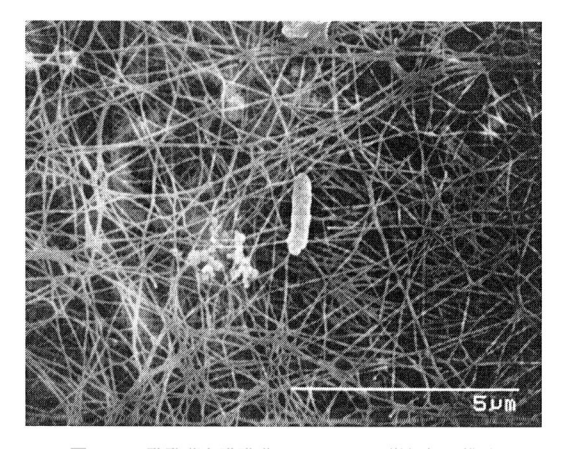

図 4.12 酢酸菌と酢酸菌セルロースの微細網目構造

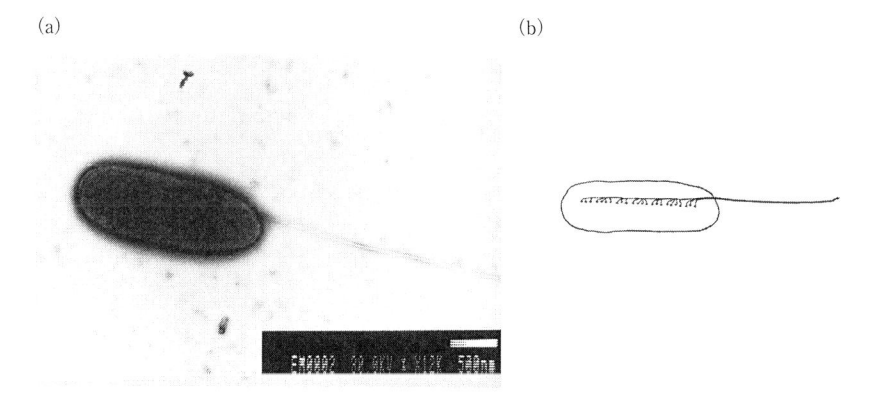

図 4.13 酢酸菌によるセルロース産生
(a) 電顕写真, (b) 模式図

られている.

c. 酢酸菌によるセルロース合成メカニズム

図 4.12 でわかるように,セルロース内部の構造は菌がセルロースの網の中に存在している.1つの酢酸菌から1本のセルロース繊維が放出される.模式的には,図 4.13 のように示される.菌の表面にセルロース合成装置が一列に並び,そこから極微細な繊維が分泌され,それが非酵素的に1本のリボンに組み込まれていくと考えられている.

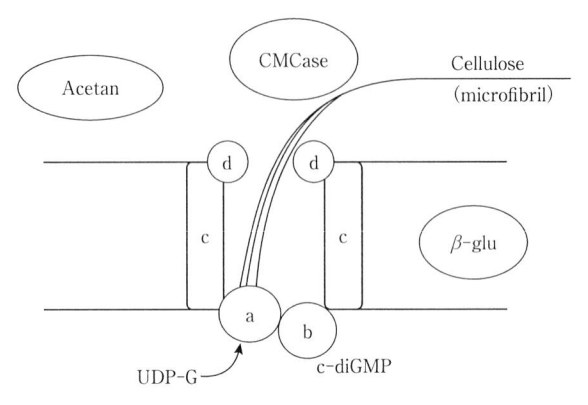

図 4.14 酢酸菌セルロースの合成メカニズムモデル

生化学的には，UDP-グルコースが基質となり，グルコースが連結されて微細なセルロース繊維が合成される．合成の場は細胞膜上であり，セルロース合成酵素複合体（サブユニット a-d）の作用により，細胞内の UDP-グルコースが用いられて細胞外にセルロース繊維として放出される．セルロース合成酵素の活性には，c-di-GMP という物質が必要である．また，合成の際には，カルボキシメチルセルラーゼ（CMCase）と β グルコシダーゼ（β-Glu）という 2 種のセルロース分解酵素を必要とすることが知られており，微細繊維の結晶化にかかわっていると考えられている（図 4.14）（Valla *et al.*, 2009）．

なお，酢酸菌は不溶性のセルロースに加えて，アセタンと呼ばれる可溶性多糖を産生するが，アセタンもセルロース生合成にかかわっている可能性がある．

d. セルロースの利用

東南アジアでも，酢酸菌セルロースは古くから知られ利用されていた．絞ったココナッツジュースに酢酸菌を加えると，10 日ほどでナタと呼ばれるゲルが生成する．ナタ・デ・ココは，そのユニークな食感からデザートとしてよく食されており，フィリピンのハロハロ，タイのカノンルアムミといったデザート食品の重要な材料の 1 つとなっている．日本でも 20 年ほど前に一大ブームが起こり，その後は一般にも広く知られるものとなった．

またこのセルロースゲルは，水分を含んだ状態で強度が高く，通気性通水性が優れており患部への刺激も少ないため，創傷時の人工皮膚としても用いられてい

る.

　さらに，ナタをプレス乾燥することにより得たシートは，高いヤング率と低い内部損失という2つの性質を併せ持っている．高いヤング率は金属，低い内部損失は紙の特性であり，それぞれ高音と低音の伝達に重要な性質である．バクテリアセルロースのシートは，高音・低音両方の伝達に優れたスピーカーの振動板として実用化されている（Nishi *et al*., 1990）．

e. 撹拌培養によるセルロース大量生産

　酢酸菌セルロースは，ほとんどの場合静置培養で生産されていた．しかしながら，そのユニークな物性からセルロースを新たな素材として利用することが期待され，1990年代には，効率的な大量生産を目指して通気撹拌培養による生産システムを構築するナショナルプロジェクトが，日本で行われた（吉永ら，1997）．生産菌株の探索・育種，培養・単離精製プロセスの至適化，構造・物性の解析，応用検討まで総合的に研究され，大量生産システムが構築された．大量生産が可能となったことに加えて，通気撹拌培養で生産されたセルロースは高い結着性を持つことから，結着材や乳化安定剤としての利用も試みられている．

〔外内尚人〕

文　　献

Lisdiyanti, P. *et al*. (2006). *Int. J. Syst. Evol. Microbiol*., **56**, 2101-2111.
Nishi, Y. *et al*. (1990). *J. materials. Sci*., **25**, 2997-3001.
Valla, S. *et al*. (2009). Microbial Production of Biopolymers and Polymer Precursors (Rehm, B. A. H. ed.) pp. 101-144, Caister Academic Press.
吉永文弘他（1997）．バイオサイエンスとインダストリー，**154**, 772-777.

4.4.4　新規酸化発酵系の開発

a. キナ酸の酸化発酵系とその応用

　Gluconobacter 属酢酸菌のなかで，*G. oxydans* IFO 3292, IFO 3293, IFO 3294やIFO 3244など，色素生成菌として知られている酢酸菌にキナ酸酸化活性が強い．これらの菌株の細胞膜にはPQQ-キナ酸脱水素酵素（QDH）があって，培地に加えたキナ酸はデヒドロキナ酸へ酸化され，培地中に高濃度に蓄積される（Adachi *et al*., 2003）．デヒドロキナ酸生成は酢酸菌による酢酸生成やグルコン

(1) クロロゲン酸からキナ酸の生成

(2) キナ酸からデヒドロシキミ酸への酸化発酵

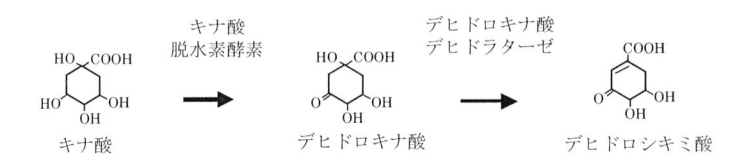

(3) デヒドロシキミ酸からシキミ酸への変換

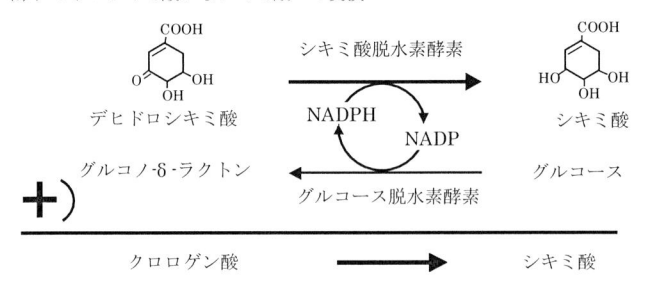

図4.15 キナ酸の酸化発酵系とその応用

酸生成と同様に，酸化発酵によって触媒される．洗浄細胞とキナ酸とを反応させると，キナ酸は短時間内にデヒドロキナ酸へ変換される．デヒドロキナ酸は細胞膜のデヒドロキナ酸脱水酵素の作用で，デヒドロシキミ酸へ変換される．さらにデヒドロシキミ酸は細胞質のNADP-シキミ酸脱水素酵素によってシキミ酸へ変換できる．キナ酸からシキミ酸までの変換反応はいずれも高速・高効率に進行するので，従来から知られている細胞質内のシキミ酸代謝経路によるシキミ酸の生成に比べるとたいへん有利な製造法である．概略を図4.15に示した．

キナ酸からデヒドロキナ酸への酸化反応は酸性域（pH4〜5）でよく進行する．洗浄細胞とキナ酸との反応時のpHを7〜8に調節すると，細胞膜のデヒドロキナ酸脱水酵素によって，デヒドロシキミ酸として蓄積される（Adachi *et al.*, 2006a, 2008a）．これらのシキミ酸経路代謝中間体は簡単なイオン交換クロマトに

よって，相互分離は容易である（Adachi *et al.*, 2006b）．培養法によらないキナ酸からデヒドロシキミ酸への変換には，洗浄細胞または細胞膜の固定化触媒を使用すると，一層効率よくデヒドロシキミ酸を製造することができる（図4.15(2)）（Adachi *et al.*, 2010）．

細胞質のシキミ酸代謝経路を利用するシキミ酸製造法は，克服し難い代謝調節や共存する多種類の副生物の制御などが問題点である．シキミ酸は分子内の3ヶ所に不斉炭素を含むので，有機合成による製造も難しい．中国で行われている植物八角からの抽出も資源的な問題を考えると，酢酸菌による新規なシキミ酸製造法が提案できる．シキミ酸は抗インフルエンザウイルス剤タミフルの製造原料としての用途が待たれる．結核やマラリアなど重篤な疾病の原因となっている病原体にはシキミ酸経路が必須であるが，ヒトにはシキミ酸経路が欠損していることに着目して，標的病原体を制御できる戦略の可能性が提唱されてきた．そのために，原料となるシキミ酸代謝経路中間体の製造・供給が必須要件である．

上記の戦略を実現するために，NADP-シキミ酸脱水素酵素（Adachi *et al.*, 2006a, 2006c, 2010）による不斉還元反応によってデヒドロシキミ酸からシキミ酸が製造できる．NADP-シキミ酸脱水素酵素は可逆反応であるが，同じ酢酸菌細胞質のNADP-グルコース脱水素酵素と過剰のグルコース存在下に共役させることで，グルコース脱水素酵素はNADPH再生系として作動する（図4.15(3)）（Adachi *et al.*, 2006a）．シキミ酸脱水素酵素とグルコース脱水素酵素から構成されるこの不斉還元反応の至適pHは中性域にある（Adachi *et al.*, 2006c）．細胞質に水溶性で存在する両酵素を固定化酵素触媒にするには，ブルーデキストラン2000（BD）やDEAEイオン交換体が使用できる（Adachi *et al.*, 2010）．BDを使用して両酵素を液状のまま固定化酵素触媒にすると，反応は即座に進行してシキミ酸が得られる．この場合に両酵素はBDと複合体を形成しているので，濾過によって反応液から酵素-BD複合体を容易に除去できる．

上述したように，酢酸菌の酸化発酵系と細胞質内不斉還元系を組み合わせ，それぞれを固定化触媒化することで，キナ酸からシキミ酸が効率よく高速に製造できるようになった．著者らはキナ酸のエステルであるクロロゲン酸を高濃度に含むコーヒー豆やコーヒー粕に，糸状菌のクロロゲン酸水解酵素を作用させて，クロロゲン酸をキナ酸とカフェ酸へ分解したのち，得られるキナ酸に上述の酢酸菌

の酵素を適用する方法を提案した（図4.15(1)）（Adachi et al., 2008b）．

文　献

Adachi, O. et al. (2003). *Biosci Biotechnol Biochem.*, **67**, 2124-2131.
Adachi, O. et al. (2006a). *Biosci. Biotechnol. Biochem.*, **70**, 2579-2582.
Adachi, O. et al. (2008a). *Biosci. Biotechnol. Biochem.*, **72**, 1472-1482.
Adachi, O. et al. (2006b). *Biosci. Biotechnol. Biochem.*, **70**, 3081-3083.
Adachi, O. et al. (2010). *Biosci. Biotechnol. Biochem.*, **74**, 2438-2444.
Adachi, O. et al. (2006c). *Biosci. Biotechnol. Biochem.*, **70**, 2786-2789.
Adachi, O. et al. (2008b). *Appl. Microbiol. Biotechnol.*, **81**, 143-151.

b. 4-ケトアルドペントースおよび4-ケトペント酸の酸化発酵生産

酢酸菌のグルコース酸化発酵系は，グルコース⇒グルコン酸⇒2-KGA酸⇒2,5-DKGAまでは50年以上前に解明された．しかし，2,5-DKGA以降の代謝に関する情報は乏しく，飴山と近藤は酢酸菌によるリキシウロン酸生成過程で，4-ケトアラビノース（4-KAR）を前駆体として推定した（Ameyama & Kondo, 1958）．酢酸菌によるアルドペントースの酸化は，PQQ-GDHや糖アルコール脱水素酵素によって触媒されない．最近の酸化発酵に関する研究から，4-ケトアルドペントースや4-ケトペント酸など，新規糖質の生成が新規な膜酵素によって触媒されていることが明らかになってきた（図4.16）．

グルコース酸化系で2,5-DKGAがさらに代謝されて未知な糖質を急速かつ高濃度に蓄積する *Gluconacetobacter liquefaciens* RCTMR 10 が，アルゼンチンの伝統的発酵・健康飲料，ウオーターケフィアから単離された．詳細に検討した結果，2,5-DKGAは4-KARを経て4-ケトアラボン酸（4-KAB）へ代謝された（Adachi et al., 2010）．2,5-DKGAから4-KABへの代謝には，新規な膜酵素2,5-DKGA脱炭酸酵素と4-ケトアルドペントース1-脱水素酵素が関与していた．*G. suboxydans* IFO 12528など代表的な酢酸菌でアルドペントースの酸化を調べると，4-ケトアルドペントースを経て4-ケトペント酸が培養液中や，細胞膜との反応液中に高濃度に蓄積された．グルコース酸化系からの生成とは別に，D-アラビノースとD-リボースは培養によって，または細胞膜に結合しているアルドペントース4-脱水素酵素によって4-KARと4-ケト-D-リボースへ酸化される．それらはさらに4-ケトアルドペントース1-脱水素酵素によって4-KABと4-ケ

4.4 食酢製造以外への利用例

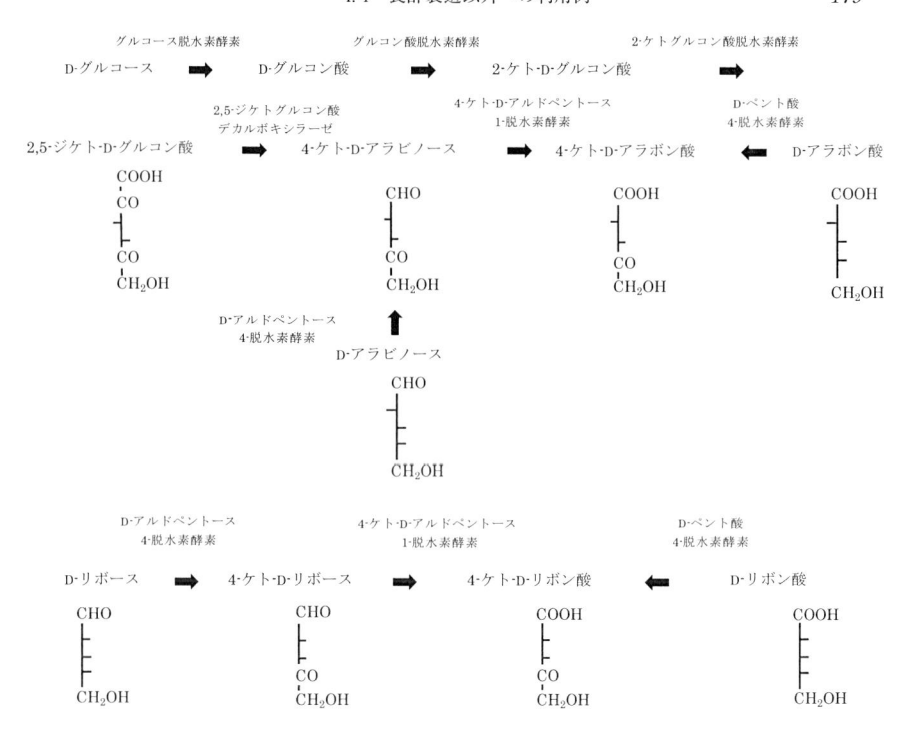

```
グルコース脱水素酵素        グルコン酸脱水素酵素      2-ケトグルコン酸脱水素酵素
D-グルコース    ━━▶    D-グルコン酸   ━━▶   2-ケト-D-グルコン酸   ━━▶   D-ペント酸
                2,5-ジケトグルコン酸          4-ケト-D-アルドペントース        4-脱水素酵素
                デカルボキシラーゼ            1-脱水素酵素
2,5-ジケト-D-グルコン酸  ━━▶  4-ケト-D-アラビノース  ━━▶  4-ケト-D-アラボン酸  ◀━━  D-アラボン酸
    COOH                    CHO                     COOH                    COOH
    |                       |                       |                       |
    CO                      |                       |                       |
    |                       CO                      CO                      |
    |                       |                       |                       |
    CO                      |                       |                       |
    |                       CH₂OH                   CH₂OH                   CH₂OH
    CH₂OH
                    D-アルドペントース
                    4-脱水素酵素
                            ▲
                        D-アラビノース
                            CHO
                            |
                            |
                            |
                            CH₂OH

            D-アルドペントース      4-ケト-D-アルドペントース      D-ペント酸
            4-脱水素酵素          1-脱水素酵素                4-脱水素酵素
D-リボース  ━━▶  4-ケト-D-リボース  ━━▶  4-ケト-D-リボン酸  ◀━━  D-リボン酸
    CHO                    CHO                     COOH                    COOH
    |                       |                       |                       |
    |                       |                       |                       |
    |                       CO                      CO                      |
    |                       |                       |                       |
    CH₂OH                   CH₂OH                   CH₂OH                   CH₂OH
```

図 4.16　4-ケトアルドペントースおよび 4-ケトペント酸の酸化発酵生産

トリボン酸（4-KRN）へ酸化され，培地中や細胞膜との反応液中に高濃度に蓄積された（Adachi *et al*., 2011a）．一方，これらの酵素反応とは別に，D-アラボン酸と D-リボン酸はペント酸 4-脱水素酵素によって，4-KAB と 4-KRN へ化学量論的に酸化された（Adachi *et al*., 2011b）．*Ga. liquefaciens* や *G. suboxydans* で得られた結果の概略を述べたが，その他の酢酸菌でも新規糖質類の生成は広くみられる．この新規糖質類の生成に関係して，新たに 4 種類の膜酵素が酢酸菌に確認された．アルドペントース 4-脱水素酵素，4-ケトアルドペントース 1-脱水素酵素，およびペント酸 4-脱水素酵素は多くの点で相互に異なっていた．なかでもアルドペントース 4-脱水素酵素は，新たな PQQ 酵素として特徴づけられる．D-リブロースや D-キシルロースなど既知のケトペントースは例外なく 2 位にケトンをもつのに対し，4 位にケトンを持つ五炭糖類やその糖酸類は糖質科学に新しい展開を予感させる新規物質である．　　　　　　　　　　　〔足立収生〕

文　献

Ameyama, M. & Kondo, K. (1958). *Bull. Agric. Chem. Soc. Jpn*, **22**, 271-272, 380-386.
Adachi, O. *et al.* (2010). *Biosci. Biotechnol. Biochem.*, **74**, 2555-2558.
Adachi, O. *et al.* (2011a). *Biosci. Biotechnol. Biochem.*, **75**, 1801-1806.
Adachi, O. *et al.* (2011b). *Biosci. Biotechnol. Biochem.*, **75**, 2418-2420.

4.4.5　バイオセンサとバイオ電池

　光合成，代謝・呼吸などにおける生体エネルギー獲得系，すなわち ATP 再生系はすべて酸化還元反応に基づいている．その酸化還元反応とは，好気的環境下の生物の場合，糖/CO_2 の酸化還元対と H_2O/O_2 の酸化還元対の間の電子のやりとりであるといっても過言ではない．このような生体エネルギー変換に関与する酸化還元反応はすべて酵素触媒のもとで進行する．酸化還元反応の活性化エネルギーが高いからこそ，化学エネルギーを食物といった形で摂取し蓄え，必要な時に生体エネルギーに変換できると考えることもできる．

　一方，電池とは，酸化還元反応の活性化エネルギーの高い酸化剤と還元剤を組み合わせ，適当な電極触媒のもとで，必要に応じて反応を進行させ，化学エネルギーを電気エネルギーに変えるものである．このように考えると，生体エネルギー変換系と電池エネルギー変換系の両者は驚くほど類似点が多い．したがって，生体系に学び，そのしくみを利用することによって，新しいエネルギー変換装置を作ることができるはずである．この概念に基づく生物電気化学的エネルギー変換デバイスをバイオ電池（バイオ燃料電池）と呼ぶ（図 4.17）(Barton *et al.*, 2005；Cracknell *et al.*, 2008；池田，2007；加納，2011)．

　バイオ電池の負極（陽極；アノード）側の反応としては，酵素が触媒するすべての基質酸化反応を利用することができ，糖，アルコール，水素，有機酸など，

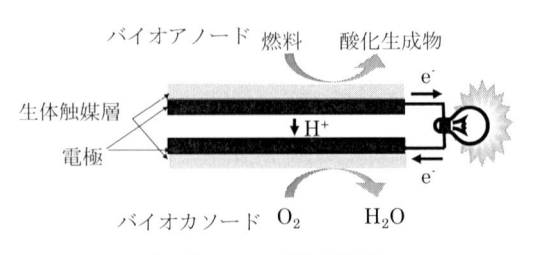

図 4.17　バイオ電池の概念図

4.4 食酢製造以外への利用例

多種多様なものが燃料（電子供与体）となる．一方，正極（陰極；カソード）側における電子受容体としてはO_2が考えられる．O_2の4電子酸化反応を触媒する酵素としては，マルチ銅酸化酵素が最も適している．こうした電池を組み立てることにより，全体として燃料のO_2による酸化反応が進行するが，その電子とプロトンの移動経路を別々にすることにより，酸化還元反応のエネルギーを，熱エネルギーではなく電気エネルギーへと変換できる．

微生物バイオ電池の研究は，宇宙開発が脚光を浴びていた1960年代から70年代に日米などで本格化した．当時は微生物の代謝産物を燃料とするものに主眼が置かれていた．同時期に酵素バイオ電池の取り組みが始まった．当時は，酵素反応と電極反応の共役に関する理解が十分ではなく出力も小さかった．80年代には酵素触媒酸化還元反応と電極反応を共役させた酵素機能電極反応の理解が深まり，バイオセンサの研究が活発化するとともに，酵素バイオ電池の研究が再燃し，2000年代に入るとその出力は飛躍的に向上した．

生体触媒-電極間の電子移動形式を大別すると，低分子酸化還元物質をメディエータとするメディエータ電子移動（MET）系と，メディエータを用いない直接電子移動（DET）系がある（図4.18）．MET型は，第二世代バイオセンサとも呼ばれ，脱水素酵素機能を利用している．これは，狭義の酵素電極（第一世代バイオセンサ；酸化酵素を電極上に固定化し，酸化酵素反応による酸素濃度の減少などを電極で調べることにより，基質濃度を測定するもの）とは原理が大きく

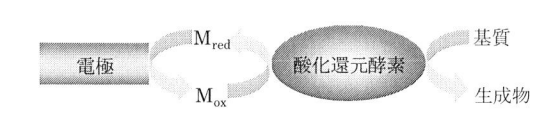

メディエータ型電子移動(MET)

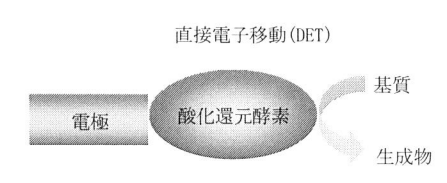

直接電子移動(DET)

図4.18 酵素機能電極反応の概念図
電極反応による基質の酸化を例にとって表現している．
M_{ox}：酸化型メディエータ，M_{red}：還元型メディエータ

異なる.MET 型反応は,ほとんどの酸化還元酵素系に適用できる利点がある.本反応系は,例えばグルコース脱水素酵素を用いた血糖値センサのように,既に市販のデバイスに組み込まれ,実用化され,現代社会にはなくてはならないものとなっている(池田,2007).また,酵素バイオ電池に適用することにより,現在では 10 m W cm^{-2} と,太陽電池並みの出力が達成できている(加納,2011).

一方,DET 型は第三世代バイオセンサとも呼ばれ,一部の酵素にだけしか実現できていない.歴史的には,マルチ銅酸化酵素が触媒とする O_2 の還元反応系として見出された.マルチ銅酸化酵素は,弱酸性〜中性における O_2 還元用の DET 型バイオカソードの触媒として世界的に注目されるようになり現在に至っている.一方,いくつかのキノヘモプロテイン・チトクロム複合体やフラボプロテイン・チトクロム複合体が DET 型バイオアノード反応を示すことが見出された.例えば,図 4.19 に示すようなアルコール脱水素酵素(ADH),フルクトース脱水素酵素(FDH)やグルコン酸脱水素酵素(GADH)であり,これらはいずれも酢酸菌由来の膜結合型脱水素酵素である(池田,2007).中でも FDH 触

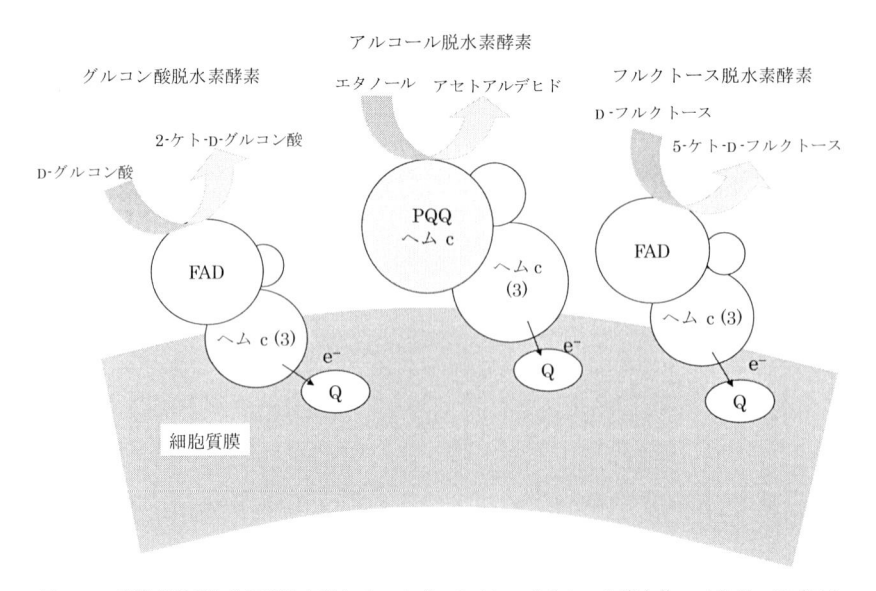

図 4.19 酢酸菌が産生する膜結合型キノヘモプロテイン・チトクロム複合体,フラボヘモプロテイン・チトクロム複合体
Q:ユビキノン

媒によるDET型の酵素触媒電極反応は非常に速く，多孔性電極を用いているとはいえ，数十$mA\,cm^{-2}$にも至る驚異的な電流密度での反応を実現できることがわかった．こうした経緯を踏まえ，DET型反応が現実のものとして議論されるようになった．現在までにFDHやADHを用いたDET型バイオセンサが報告されている．また，フルクトース/O_2のDET型酵素バイオ電池で$2\,mW\,cm^{-2}$もの高出力が実現できている．酢酸菌の研究が，この領域での研究の方向性を大きく変えたといっても過言ではない．

このようなDET型反応を示す酵素は，触媒活性部位としての酸化還元部位と，電子伝達部位としての酸化還元部位を有している．したがって，DET型反応では後者の電子伝達部位で電極と直接電子授受していると提案されている（池田，2007）．FDHは，分子質量約140 kDaの膜結合型酵素で，FADを持つ67 kDaのサブユニットI，ヘムcを持つ51 kDaのサブユニットII，20 kDaのサブユニットIIIという3つのサブユニットからなるヘテロトリマーである．このFDHのサブユニットIIを除去し可溶化した場合，脱水素酵素活性は保持されているにもかかわらず，DET活性はまったく消失することがわかった．すべてのキノヘモプロテインやフラボヘモプロテインがDET活性を示すわけではない事実と併せて考えると，FDHのサブユニットIIのような，膜結合に関与すると思われるサブユニットが電極との電子移動に非常に重要な役割を果たしていることが示唆される．今後，タンパク質工学的手法と電気化学的および分光学的手法をとりまぜて，DET反応の本質に迫ることができれば，酢酸菌などの膜酵素を利用したDET型のバイオセンサやバイオ電池の機能を飛躍的に向上させることができるであろう．また，DET反応に必須なペプチドやサブユニットを，他の脱水素酵素に組み入れることにより，新奇なDET酵素を創製できる可能性もある．このように酢酸菌の産生する膜酵素の研究により，新しいバイオテクノロジーが展開できると期待されている．

〔加納健司〕

文　献

Barton, S. C. et al. (2005). *Chem. Rev.*, **104**, 4867–4886.
Cracknell, J. A. et al. (2008). *Chem. Rev.*, **108**, 2439–2461.
池田篤治監修（2007）．バイオ電気化学の実際―バイオセンサ・バイオ電池の実用展開，シーエムシー出版．
加納健司監修（2011）．バイオ電池の最新動向，シーエムシー出版．

索　引

欧　文

α-プロテオバクテリア　132
α 米　103

Acetobacter　130, 158, 159, 160
　A. xylinum　26
Acetobacteriaceae　132
Acetomonas　131
Acidomonas　131
alegar　10
Ameyamaea　132
Asaia　132
Aspergillus oryzae　24, 26

c-di-GMP　174

DNA ヘリカーゼ　156

Fraturia　132

Gluconacetobacter　132, 158, 159, 160
Gluconobacter　131, 158, 159, 160, 162
　G. melanogenes　165
　G. oxydans　167
Granulibacter　132

Ketogulonicigenium vulgare　166
Kozakia　132

Monascus　29
Mucor　29

Neoasaia　132
Neokomagataea　132

PCR　159, 161
PQQ　140, 141, 143, 144, 145, 146

Rhizopus　24
　R. oryzae　24

Saccharibacter　132
Saccharomyces　94
Swaminathania　132

Tanticharoenia　132

vinaigre　3

あ　行

悪臭成分　50
アスコルビン酸　163
　——の直接発酵　166
アセテーター　13, 119
アセンブリ　153
アドボ　20
アノテーション　152
醴　24
粗麹　24
アルコール脱水素酵素　139, 140, 141, 182
アルコール発酵　92, 93
アルデヒド脱水素酵素　139, 140, 142
アレルギー　74
粟米麹作酢法　25
塩梅　3

いずみ酢　30, 109
イソアミルアルコール　48
遺伝子過剰発現　162
遺伝子組換え　158
遺伝子置換　162
遺伝子破壊　162
遺伝子レパートリー　153
胃粘膜　72
インスリン　58, 59
飲料用酢　88

索　引

梅酢　2

衛星発酵システム　122
エレクトロポレーション　159, 160, 162
鉛糖　5

オルレアン法　10, 108

か 行

外国苦酒法　27
解糖系　72
撹拌培養　175
加工酢　86
賈思勰　23
果実醋　29
過剰摂取　76
苦酒　22
カルシウム　69
カルメッテ　24
韓非子　22

生衣　26
機械製麹法　102
黄麹　26
キナ酸　175
キノプロテイン　138, 144, 145, 146, 148
キノヘモプロテイン　141
基本味　1
キャビテーション効果　118
キャビテーター　120
急性毒性　75
居家必要事類全集　28
菌膜　96, 116

クエン酸　73
グリコーゲン　70
グリセロール脱水素酵素　140, 145, 167
グルコース酸化発酵系　178
グルコース脱水素酵素　140, 144, 182
グルコン酸　51
グルコン酸脱水素酵素　140, 144, 145, 167, 182
クレオパトラ　7
黒酢　28, 51, 64, 111, 116
クローニングベクター　159

醯　22
形質転換　160
醯人　22
血糖値　57
血糖値センサ　182
2-ケト-D-グルコン酸　167
2-ケトグルコン酸脱水素酵素　168
2-ケト-L-グロン酸　168
2-ケト-L-グロン酸発酵　165
4-ケト-D-アラビノース　178
4-ケト-D-リボース　178
4-ケトアラボン酸　178
4-ケトリボン酸　178
5-ケト-D-グルコン酸　167
ゲノム易変異性　154
ゲノム解析　151
減塩　83, 86, 90
健康全書　7

黄衣　24
香気成分　46
高級アルコール　48
高血圧　60
麹菌(麴菌)　24, 99
麹蓋法　101
酵素機能電極反応　181
高速酢酸発酵プロセス　12
酵素バイオ電池　181
紅茶キノコ　135
酵母菌　92, 94
甄　100
五斉　22
骨粗しょう症　68
固定化発酵法　123
米　99
コレステロール　55
コーン酢　19

さ 行

作大麦醋法　25
酢酸　54, 83
酢酸菌　95, 130
酢酸菌ゲノム　151
酢酸菌セルロース　171
酢酸耐性乳酸菌　113

索　　引

酢酸発酵　94, 137, 139, 143, 147, 148
作糟糠酢法　26
作糟酢法　27
作大酢法　24
酒粕　97, 104
酒糟酢法　27
さしみ　33
殺菌　81
酸化能　134
酸化発酵　136, 138, 139, 147, 148, 150
酸敗菌　135
酸味　1

ジアセチル　49
シキミ酸　176
2,5-ジケトグルコン酸　167
四時纂要　28
脂質異常症　55
四種器　31
次世代シークエンサー　150
四川麩醋　29
四川保寧醋　29
七菹　22
釈名　22
シャトルベクター　159
周礼　22
熟成　49
酒石酸　169
循環式ジェネレーター　12, 123
醸造酢の日本農林規格　128
菖蒲酢　110
蒸留酢　17
食酢　92
　　――の日本農林規格　126
　　――の表示に関する公正競争規約　40, 126
食酢品質表示基準　126
食中毒　81
白黴　26
浸漬　99
新修本草　28
神酢法　26
神麹　24
振動板　175
神農本草　21
深部培養　13

深部発酵法　118, 121

醋　21
酢　22
醯　22
水平伝播　153
須須許理　30
酢泉　28
酢漬け野菜　18
酢の石　8
スパルタの黒スープ　5
すむつかり　34
酢もと　117
スロープロセス　107

生活習慣病　78
静菌　81
製麹(製麴)　24, 101
斉民要術　23
接合伝達　159, 161
染色体 DNA　158
洗米　99
全面発酵法　95, 118
千里醋　28

造麹　24
相同組換え　162
辛成苦酒法　27
ソルビトール脱水素酵素　165
ソルボース/ソルボソン脱水素酵素　166
ソルボース脱水素酵素　166
ソルボース発酵　164
L-ソルボソン　166

た　行

大腸菌 O157　81
唾液分泌　74
高峰譲吉　24
種麹　101
種酢　95, 117

遅醸法　10
着色成分　53
中性脂肪　55
調味酢　86

調理効果　80
直接電子移動　181
鎮江香醋　28

通気攪拌培養法　118
壺酢　108, 111
壺畑　111

低級脂肪酸　48
デヒドロキナ酸　175
デヒドロシキミ酸　176
デンプン質原料　96, 98

糖化　93
動酒酢法　26
糖尿病　57
特定保健用食品　63
床麴法　102
トランスクリプトーム解析　157
トランスケトラーゼ反応　171
トランスポゾン　153, 155
ドレッシング　87
トロピカルフルーツビネガー　20

な 行

中埜又左衛門　37
ナタ・デ・ココ　135, 174
なます　32
生馴　37
慣れずし　36

二段発酵法　122
乳酸　64
乳酸菌　113

ぬた　34

農桑衣食撮要　28

は 行

バイオ電池　180
バイオフィルム　172
培養　158
麦芽　104
箱麴法　101

発酵研究所　154
華屋与兵衛　37
早寿司　37
散麴　24
バルサミコ酢　13, 52

微生物セルロース　171
微生物バイオ電池　181
ビネガーの技術　106
肥満　66, 67
病原性遺伝子　156
表面発酵法　116
ピロロキノリンキノン(PQQ)　138

負圧　118
風味酢　17
福山酢　111
麩　26
福建紅麴老醋　29
物原類考　21
ブドウ　105
ブラウン　26
プラスミド　153, 155
プラスミドDNA　159
プラスミドベクター　159
フラボプロテイン　138, 144, 145, 146, 148
振り麴　112
フルクトース脱水素酵素　182
プロモーター　162

平面発酵　95
紅麴　28
笨麴　24

法言　22
暴米酢　28
保寧酢　26
ぽん酢　89
本草綱目　28

ま 行

マイクロサテライト　155
麦麴　24
マヨネーズ　87
マルチ銅酸化酵素　181

廻酒酢法　26
万年酢　110

味蕾　1

麦黄醅法　28
麦酢　28

女麹　24
メディエータ電子移動　181

秘米神酢作法　24
モデナ　13
モルト酢　17
もろみ　95, 99
もろみ酢　64

や 行

焼餅作酢法　25

有機生ココナツ水酢　20
ユビキノール・オキシダーゼ　138
ユビキノン　131, 132, 138

米酢　16, 48, 61, 96, 108

米酢製造法　28
四泥棒の酢　8

ら 行

料理大全　6
リンゴ　106
リンゴ酢　17, 56, 64

冷却　100
レッジョ・エミリア　14
レニン-アンジオテンシン-アルドステロン系　62
レポーター遺伝子　162
連続回分発酵法　121
連続発酵法　121
連続表面発酵法　118
連続方式　10
連続蒸米機　100

老陳醋　28
六月酢　110

わ 行

ワイン　4
ワイン酢　17

食物と健康の科学シリーズ
酢の機能と科学　　　　　　　　　定価はカバーに表示

2012年11月10日　初版第1刷
2018年 2月25日　　第3刷

編　者　酢酸菌研究会
発行者　朝　倉　誠　造
発行所　株式会社　朝倉書店
　　　　東京都新宿区新小川町6-29
　　　　郵便番号　162-8707
　　　　電　話　03(3260)0141
　　　　FAX　03(3260)0180
　　　　http://www.asakura.co.jp

〈検印省略〉

© 2012〈無断複写・転載を禁ず〉　　　印刷・製本　東国文化

ISBN 978-4-254-43543-6　C 3361　　　Printed in Korea

JCOPY ＜(社)出版者著作権管理機構　委託出版物＞
本書の無断複写は著作権法上での例外を除き禁じられています。複写される場合は，そのつど事前に，(社)出版者著作権管理機構（電話 03-3513-6969，FAX 03-3513-6979，e-mail: info@jcopy.or.jp）の許諾を得てください。

好評の事典・辞典・ハンドブック

書名	編者	判型・頁数
感染症の事典	国立感染症研究所学友会 編	B5判 336頁
呼吸の事典	有田秀穂 編	A5判 744頁
咀嚼の事典	井出吉信 編	B5判 368頁
口と歯の事典	高戸 毅ほか 編	B5判 436頁
皮膚の事典	溝口昌子ほか 編	B5判 388頁
からだと水の事典	佐々木成ほか 編	B5判 372頁
からだと酸素の事典	酸素ダイナミクス研究会 編	B5判 596頁
炎症・再生医学事典	松島綱治ほか 編	B5判 584頁
からだと温度の事典	彼末一之 監修	B5判 640頁
からだと光の事典	太陽紫外線防御研究委員会 編	B5判 432頁
からだの年齢事典	鈴木隆雄ほか 編	B5判 528頁
看護・介護・福祉の百科事典	糸川嘉則 編	A5判 676頁
リハビリテーション医療事典	三上真弘ほか 編	B5判 336頁
食品工学ハンドブック	日本食品工学会 編	B5判 768頁
機能性食品の事典	荒井綜一ほか 編	B5判 480頁
食品安全の事典	日本食品衛生学会 編	B5判 660頁
食品技術総合事典	食品総合研究所 編	B5判 616頁
日本の伝統食品事典	日本伝統食品研究会 編	A5判 648頁
ミルクの事典	上野川修一ほか 編	B5判 580頁
新版 家政学事典	日本家政学会 編	B5判 984頁
育児の事典	平山宗宏ほか 編	A5判 528頁

価格・概要等は小社ホームページをご覧ください．